ESSAI

SUR

LA MATIÈRE ORGANISÉE

DES

SOURCES SULFUREUSES DES PYRÉNÉES

PAR

J.-Léon SOUBEIRAN

Docteur ès sciences naturelles,
Docteur en médecine,
Professeur agrégé à l'École de pharmacie de Paris.

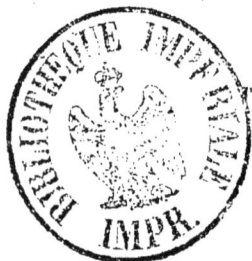

(Il y aurait beaucoup de recherches à faire par rapport
à ces glaires ; le temps nous apprendra beaucoup.)
BORDEU, 1746.

PARIS

VICTOR MASSON, LIBRAIRE,

17, RUE DE L'ÉCOLE-DE-MÉDECINE.

——

1858

1.

OPTIMO PATRI.

A M. ÉDOUARD FILHOL,

PROFESSEUR DE CHIMIE A LA FACULTÉ DES SCIENCES DE TOULOUSE.

« Il y aurait beaucoup de recherches à faire par rapport à ces glaires; le temps nous apprendra beaucoup, » écrivait BORDEU en 1746, dans son *Traité des eaux minérales du Béarn*. On pourrait encore aujourd'hui le dire, avec peut-être autant de raison que cet illustre médecin, bien que de nombreux observateurs aient, depuis lui, porté leur attention sur la matière organique que laissent déposer les sources sulfureuses. Sans contredit, la question est aujourd'hui plus avancée qu'il y a cent ans, à certains points de vue, mais il en est d'autres pour lesquels elle n'a pas sensiblement progressé, car la plupart des observateurs ont été des médecins ou des chimistes qui, peu familiarisés avec les études d'histoire naturelle proprement dite, ont dû laisser passer inaperçus beaucoup de faits intéressants, ou ne leur ont pas attribué toute la valeur qu'ils devaient avoir. Sans avoir la prétention de combler entièrement la lacune qu'ils ont laissée dans l'histoire si importante et encore si obscure des matières organiques des sources sulfureuses, j'ai pensé, à l'instigation de mon excellent ami, M. le professeur FILHOL, à m'occuper de la question ; j'ai cherché à apporter quelques lumières sur ce sujet, et j'ai abordé une série de recherches qui, pour être complétées, demanderaient une observation longue et patiente suivie à chacune des sources qui fournissent la matière organique. Trop heureux m'estimerai-je si ce travail, malgré ses *desiderata* nombreux, peut déterminer quelques personnes placées dans des circonstances plus favorables que je ne le suis, à reprendre et compléter ce que mes études laisseront imparfait.

BORDEU, en 1746, est un des premiers qui ait appelé l'attention sur la matière organique des sources sulfureuses des Pyrénées; mais, bien qu'il lui ait reconnu une assez grande importance, il s'est en quelque sorte borné à l'indiquer, et n'a rien annoncé à leur sujet qui puisse beaucoup éclairer la question à notre point de vue spécial.

L'année suivante, LEMONNIER (*Examen de quelques fontaines minérales de la France, et particulièrement de celle de Baredge; Histoire de l'Académie royale des sciences*, p. 259, 1747) mentionne aussi la matière organique existante dans les sources sulfureuses qu'il reconnaît s'y trouver à l'état de dissolution dans les eaux, mais qu'il suppose, par erreur, devoir être considérée comme un bitume. Malheureusement cet auteur a laissé de côté l'histoire de la matière organique déposée par les sources, et ne paraît pas même en avoir remarqué la formation.

Un peu plus tard, BAYEN (*Analyse des eaux de Bagnères-de Luchon faite en 1766, Opuscules chimiques*, t. I, an VI) fixe son attention sur la matière glaireuse que les eaux entraînent avec elles, et cherche à définir exactement sa nature, en la comparant à un mélange de terre et de soufre, unis par une certaine quantité de matière grasse, sur la nature de laquelle il ne se prononce pas encore.

En 1780, DUCHANOY (*Essai sur l'art d'imiter les eaux miné-

rales, p. 277) s'éloigne complétement de l'idée de LEMON-
NIER, qui, jusqu'à un certain point, reconnaissait une nature
organique à la matière glairineuse, et en attribue la production
à la décomposition d'un *foie de soufre argileux*.

Plus tard, VAUQUELIN (*Analyse des eaux de Plombières,
Annales de chimie*, t. XXXIX, p. 173, an IX) reconnaît le
premier la nature véritablement organique des glaires des
sources d'Ussat et d'Ax, et n'hésite pas à les considérer
comme une *matière animale*, très-analogue à l'albumine et à
la gélatine animales, et possédant, comme elles, tous les
caractères d'une substance fortement azotée.

Les observations de VAUQUELIN, qui s'accordent avec celles
qu'avait faites de son côté CHAPTAL, ont été confirmées
en 1808 par DISPAN, professeur à Toulouse, qui semble
avoir ajouté un certain nombre de faits intéressants à l'histoire de la matière glairineuse. On peut citer encore, comme
admettant une opinion analogue à celle de VAUQUELIN, c'est-
à-dire comme reconnaissant à cette matière une nature animale, DE GIMBERNAT, qui lui donne le nom particulier de
Zoogène.

Mais il faut arriver à LONGCHAMPS pour trouver la première
étude vraiment approfondie de la matière glairineuse des
sources sulfureuses : dans son travail (*Note sur les eaux sulfureuses de Baréges, Cauterets et Saint-Sauveur (Hautes-Pyrénées); Annales de chimie et de physique*, t. XXII, p. 156,
1823), il lui donne le nom de *Barégine*, et démontre qu'elle
doit être distinguée de tous les corps d'origine organique,
auxquels on peut la comparer : mais il se trompe, en
supposant qu'on doit considérer comme identiques la matière organique des sources sulfureuses et celle de Néris par
exemple, erreur parfaitement démontrée par TURPIN dans une
note présentée à l'Institut (*Etude comparative de la barégine*

de M. Longchamp, observée dans les eaux sulfureuses de Ba-
réges, et de la barégine de M. Robiquet, recueillie à Néris;
Comptes rendus, 4 janvier 1836 ; *Journ. de chim. médic.,*
2ᵉ série, t. II, p. 225, 1835). En effet, il prouve, par l'observation au microscope, que les deux matières sont entièrement
différentes de structure, et ne peuvent être confondues ensemble ; car, d'après lui, la matière de Néris est le *Nostoch ther-*
malis, tandis que la matière glairineuse de Baréges est une
substance amorphe, gélatineuse, transparente et presque incolore. C'était du reste, au moins en partie, l'opinion qu'avait
déjà émise DUTROCHET (*Oscillariées dans les eaux thermales ;*
Note sur la barégine ; Comptes rendus, 26 octobre 1835), qui
rapportait la barégine de Néris aux *Anabaina monticulosa* et
thermalis, BORY SAINT-VINCENT, et qui, pensant avec ROBI-
QUET (*Réflexions sur les eaux thermales de Néris ; Comptes*
rendus, 17 mars 1835) qu'il y avait identité entre la matière
glairineuse de Baréges et celle de Néris, conclut au rejet du
nom de *Barégine* de la nomenclature scientifique, puisque,
dit-il, il s'applique à deux productions végétales déjà nom-
mées.

Déjà en 1827, dans le second de ses *Mémoires pour servir*
à l'histoire générale des eaux minérales sulfureuses (Des glaires
des eaux minérales sulfureuses, et de la matière pseudo-orga-
nique que ces eaux entraînent, t. I, p. 103, 1827), ANGLADA
avait étudié la question avec beaucoup de soin, et avait indiqué plusieurs particularités, que ses successeurs ont laissés
passer inaperçues. Mais, chimiste plutôt que naturaliste, il a
laissé de côté toute la partie de la question qui nous intéresse
le plus spécialement, et tout en reconnaissant le talent réel
d'observation qu'il a montré dans l'étude de la glairine, nous
n'avons trouvé que peu de choses à noter qui se rapportent
directement à nos recherches.

Le premier, parmi ceux qui se sont occupés de la matière organique des sources sulfureuses, M. FONTAN (*Recherches sur les eaux minérales des Pyrénées*, 1838), a su démontrer que la *barégine* n'était pas une matière unique, mais qu'on devait y distinguer : 1° une matière organique azotée, amorphe et gélatiniforme, la *Barégine* proprement dite ; 2° un végétal confervoïde, voisin des *Anabaïna*, spécial aux eaux sulfureuses, et qu'en raison même de cet habitat particulier, il a nommé *Sulfuraire* : il a fait l'étude de cette plante avec le plus grand soin, et n'a laissé que bien peu à glaner après lui aux observateurs qui ont dirigé leurs investigations sur le même sujet.

Depuis la publication du mémoire de M. FONTAN, plusieurs travaux ont été publiés sur les matières organique et organisées des sources sulfureuses des Pyrénées ; mais comme ils ne diffèrent avec cet auteur d'opinion que sur quelques détails, et comme ces opinions contraires sont discutées dans le corps de cette thèse, nous nous contenterons de les indiquer ici, sans aucune réflexion ni appréciation, en y ajoutant l'indication de quelques travaux, où nous avons puisé des renseignements de divers genres dans le cours de nos recherches.

SÉGUIER : *Quelques observations faites en août et en septembre* 1836 *à Luchon* (*Comptes rendus*, t. III, p. 604, 1836).

BOUIS : *Eaux minérales sulfureuses de Molig* (*Pyrénées-Orientales*), *avec une notice médicale par M.* PAUL MASSOT. 1841.

BOUIS : *Notices sur les eaux thermales alcalines sulfureuses et non sulfureuses d'Olette* (*Pyrénées-Orientales*). 1852-54.

FILHOL : *Eaux minérales des Pyrénées.* 1853.

FONTAN : *Recherches sur les eaux minérales des Pyrénées, de l'Allemagne, de la Belgique, de la Suisse et de la Savoie,* édit. 2. 1853.

ALIBERT (CONSTANT) : *Traité des eaux d'Ax (Ariége)*. 1853.

E. CAZIN : *Contribution à l'histoire des eaux sulfurées des Pyrénées*. — *Recherches et observations sur les matières organiques et inorganiques des eaux minérales et thermales de Bagnères-de-Luchon (Journ. de pharm. et de chim.*, 3° série, t. XXVIII, p. 175, 1855. Tirage à part, 19 pages).

AD. AULAGNIER : *Recherches sur la glairine ou barégine des eaux minérales (Rapport à l'Académie de médecine, Bulletin de l'Acad. imp. de médec.*, t. XXII, n° 24, p. 1220, 1857).

La matière organique que l'on rencontre dans les sources sulfureuses se présente sous deux aspects différents, à l'état amorphe et à l'état organisé.

MATIÈRE ORGANIQUE AMORPHE. Elle a reçu un grand nombre d'appellations différentes des divers observateurs qui s'en sont occupés. Les uns, prenant en considération son aspect particulier, l'ont appelée *matière grasse*, *glaires* (BORDEU) ou *Glairine* (ANGLADA, BOUIS), *Géline* (AULAGNIER); d'autres, voulant indiquer plutôt les diverses localités où on la rencontre et où ils l'ont étudiée plus spécialement, l'ont désignée sous les noms de *Barégine* (LONGCHAMP), *Pyrénéine* (FONTAN), *Luchonine* (BARRAU), *Daxine* (ASTRIÉ), *Saint-Sauverine* (FABAS); d'autres encore, se basant sur ce qu'elle se trouve exclusivement dans les sources qui comptent au nombre de leurs éléments minéralisateurs le soufre et qui lui doivent leurs propriétés, ont proposé les noms de *Sulfurose* (LAMBRON) ou de *Sulfurhydrine* (CAZIN); quelques-uns ont voulu, en même temps qu'ils indiquaient sa relation constante avec l'élément sulfureux, rappeler aussi l'aspect particulier qu'elle peut présenter, et ont formé les noms de *Sulfomucose* et de

Sulfodiphthérose (CAZIN), par exemple. Je crois devoir employer, de préférence à toute autre, l'expression de *Glairine* qui a été usitée une des premières, et qui rappelle un des caractères les plus saillants de la matière dont il s'agit, sans rien préjuger sur les localités où on la rencontre, non plus que sur sa relation avec l'élément chimique qui détermine sa présence.

Très-certainement la Glairine se trouve à l'état de dissolution dans les diverses sources sulfureuses, mais comme elle n'est pas appréciable au microscope, quoi qu'en ait dit DUPASQUIER, et par conséquent ne relève point des études du botaniste ni du zoologiste, je ne m'en occuperai pas ici, voulant réserver tout ce travail à la description et à l'histoire seulement de la matière déposée par les diverses sources sulfureuses, quelle que soit d'ailleurs son origine.

La Glairine se rencontre dans presque toutes les sources sufureuses des Pyrénées, (mais non pas dans toutes, comme l'avance M. FONTAN), ainsi que l'a très-bien fait remarquer M. FILHOL. Elle y a été observée et décrite sommairement d'abord par LEMONNIER, puis par LONGCHAMP, et depuis successivement par tous ceux qui se sont occupés de l'étude des sources sulfureuses, quel que soit le point de vue spécial auquel chacun d'eux se soit placé.

C'est toujours dans les sources sulfureuses que se rencontre la Glairine; elle s'y retrouve même quand la proportion du principe minéralisateur a été assez diminuée pour devenir presque insensible aux réactifs (FONTAN). Sa quantité, qui n'est pas toujours en rapport avec celle de l'élément sulfureux, est souvent très-petite, tandis que dans d'autres sources, au contraire, elle est très-considérable, et peut former, par suite de son abondance, des masses énormes de dépôt. D'après ANGLADA, elle disparaît dès que l'on s'éloigne du griffon des sources, sans doute parce qu'alors le principe minéralisateur est complétement détruit, et, pour ce savant observateur, il ne peut plus exister de Glairine dès que le soufre fait défaut. Le plus souvent, c'est au milieu même de l'eau de la source, hors du contact de l'air, qu'on rencontre la Glairine ; cependant, dans quelques cas exceptionnels, on peut la rencontrer hors de l'eau (Source du Rey, aux Eaux-Chaudes, FONTAN). Le plus ordinairement, c'est sur les parois et le fond des réservoirs, aux points que l'eau baigne et quitte alternativement, que la substance glairineuse se rencontre (FONTAN).

La température des sources paraît exercer, dans le plus grand nombre des cas, une influence sur la production de la Glairine, qui se rencontre rarement dans les eaux les plus chaudes, dans celles qui dépassent + 70° (ALIBERT CONSTANT); cependant il n'en est pas toujours ainsi, car dans les sources d'Olette il y a des proportions considérables de cette matière, et quelques-unes de ces sources ont une température extrêmement élevée.

La Glairine a généralement l'aspect de gelée animale ou de frai de grenouilles (LEMONNIER); on l'a comparée à l'humeur vitrée de l'œil (FONTAN), à de la matière gélatino-albumineuse (DUPASQUIER), à du mucilage de graine de lin, à des glaires d'œufs, à de la gelée incomplétement dissoute (BOUIS, CAZIN). Elle est transparente, comme hyaline, limpide et incolore, excepté dans quelques cas où elle est mélangée de matières étrangères. Examinée au microscope, elle ne laisse découvrir aucune trace d'organisation (FONTAN), ou tout au plus présente quelques stries dans sa structure (DUPASQUIER). D'après TURPIN, c'est une substance comparable à de la gelée animale ou végétale, que l'on peut comparer aussi bien à de la colle forte presque dissoute qu'à de la gelée de pomme ou de coing : elle n'est pas homogène, mais elle est constituée par

une agglomération des parties suivantes : « 1° une sorte de
» gangue muqueuse, chaotique, formée d'une grande quan-
» tité de particules organiques transparentes, sans couleur et
» sans mouvement monadaire, particules provenant sans
» doute de nombreux débris ou détriments d'organisations
» végétales et animales qui ont précédé ; 2° un nombre assez
» considérable de sporules globuleuses et ovoïdes, excessi-
» vement petites, enveloppées dans le mucus inorganisé de la
» gangue, qui leur sert en même temps d'habitation et de
» nourriture, et dont quelques-unes sont dans un état de ger-
» mination plus ou moins avancée. Ces filaments, d'une té-
» nuité extrême, sont blancs, transparents, sans cloisons,
» non rameux ; ils annoncent le début d'une végétation con-
» fervoïde, sans doute bien connue, et sans doute aussi le
» commencement de ces longs filaments blancs que M. Long-
» champ, qui les a vus flottant dans l'eau des bains, com-
» pare à de la filasse, et qui, plus tard, dans certaines condi-
» tions favorables à cette végétation, forment alors, suivant
» l'expression de l'auteur, de la barégine verte filamenteuse.
» Parmi ces deux composants, les particules organiques et
» les sporules organisées, se voient en outre quelques autres
» corps, tels que des grains de sable et des débris mécon-
» naissables, dus probablement à des végétaux et à des ani-
» maux infusoires décomposés. »

Les auteurs admettent plusieurs variétés de Glairine, dis-
tinguées par quelques différences dans leur aspect, différences
quelquefois assez peu marquées pour donner un passage insensible d'une variété à une autre. Le nombre des variétés
admises par les observateurs n'est pas le même pour tous,
et c'est ainsi qu'ANGLADA en reconnaît sept quand M. CA-
ZIN n'en admet que deux.

La première variété d'ANGLADA, *Glairine floconneuse*, est

en flocons, à parties assez diffluentes, n'offrant jamais un degré prononcé d'agrégation ; on peut, avec assez de justesse, la comparer à une émulsion légèrement décomposée ; ANGLADA croit que sa formation est en rapport avec la lenteur de l'écoulement des eaux, et coïncide avec l'existence de surfaces lisses aux parois, et avec la réunion des eaux dans une sorte de bassin, après leur sortie du griffon.

La *Glairine filandreuse* d'ANGLADA, qui paraît se former, au contraire, quand certaines parties des parois et du fond des sources offrent des rugosités auxquelles la matière organique peut adhérer, se présente sous forme de longs filaments blanchâtres, demi-transparents, comme glaireux, et qu'on ne saurait mieux comparer qu'à du blanc d'œuf légèrement coagulé.

La *Glairine muqueuse* d'ANGLADA, qui se forme exclusivement hors du courant de l'eau, est plus homogène, plus consistante que les deux premières variétés : elle est demi-transparente comme du mucilage.

Ces trois premières variétés de Glairine correspondent à peu près exactement à la première espèce de M. CAZIN, qui la désigne sous le nom de *Sulfomucose*, et qui la cáractérise par l'état de filandres, de flocons et de magmas glaireux, sous lequel il l'a toujours rencontrée. Cette matière est, dit-il, quelquefois opalescente, enfumée, brunâtre même par suite de son mélange avec des substances étrangères qui la salissent. Très-fréquemment mélangée avec la seconde espèce (*Sulfodiphthérose*), elle lui est le plus souvent sous-jacente, et se trouve toujours submergée sous l'eau, ce qui la protége contre l'évaporation et empêche sa transformation ; sa transparence plus ou moins parfaite, suivant les diverses sources et les diverses localités, dépendrait de la grande quantité d'eau interposée entre ses parties constituantes.

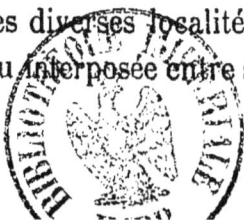

2.

La *Glairine membraneuse* d'ANGLADA, qui correspond à la *Sulfodiphthérose* de M. CAZIN, est en membranes minces, très-repliées et contournées sur elles-mêmes; toujours opaque, elle est souvent blanchâtre, et peut alors se comparer aux pellicules minces qui se font sur le lait chauffé; quelquefois elle devient vert noirâtre ou noire. Beaucoup plus abondante que la glairine muqueuse, elle en offre presque toujours une couche mince adhérente à sa surface interne, et le plus souvent le point de séparation des deux variétés superposées est impossible à déterminer. Souvent une de ses faces offre une couche blanc jaunâtre, caséiforme, se désagrégeant très-facilement sous les doigts, et donnant alors à la masse l'aspect de papier non collé, mêlé et agité avec une certaine quantité d'eau. La Sulfodiphthérose se trouve dans la région supérieure de l'eau, et s'étale même quelquefois à la surface du liquide. Très-certainement cette variété de Glairine est due à une modification de la sulfomucose, par suite du contact plus ou moins immédiat de celle-ci avec l'air, bien que cependant on ne puisse la former par l'évaporation, même dans la condition de la plus grande tranquillité. Examinée au microscope, elle apparaît exactement avec la même organisation que toutes les autres variétés déjà étudiées de Glairine, et si elle présente un aspect légèrement nuageux, il est dû seulement à la différence d'épaisseur de ses parties (CAZIN).

La *Glairine compacte zonaire* d'ANGLADA se montre sous forme de concrétions à texture homogène, offrant toujours une certaine épaisseur, et une consistance assez grande pour s'aplatir sous le doigt sans se désagréger : sa coupe laisse voir des couches ou zones successives, ce qui peut permettre facilement de considérer cette variété comme n'étant que de la Glairine membraneuse plus consistante que dans les circonstances ordinaires.

On peut faire la même supposition au sujet de la *Glairine fibreuse* d'ANGLADA, qui est en masses aplaties, formées de fibres parallèles, dont on pourrait comparer la disposition à celle des fibres musculaires, avec d'autant plus de raison que, dans un grand nombre de cas, elle est colorée en rouge : remarquons en outre qu'elle présente quelques parties nacrées comme le seraient des débris d'aponévroses. (Ne serait-ce pas là le *Zoogène* de GIMBERNAT?)

La *Glairine stalactiforme* d'ANGLADA, de l'aveu même de cet auteur, offre la plus grande analogie avec la Glairine fibreuse, et ne doit sans doute ses quelques caractères différentiels, peu marqués du reste, qu'à des circonstances spéciales, qui ont influé sur elle au moment de sa formation.

La couleur de la Glairine est extrêmement variable suivant les diverses sources, et quelquefois même dans une même source. Dans la presque totalité des cas elle est presque incolore, ou blanchâtre, et ce n'est guère qu'à des mélanges avec des matières étrangères qu'elle doit les teintes différentes qu'elle présente quelquefois (FONTAN). Cependant les observateurs ont distingué plusieurs sortes de Glairines, d'après leur couleur, sans indiquer que cette coloration diverse fût réellement due à des mélanges de corps étrangers. La teinte blanc mat, plus au moins éclatante, se rencontre surtout dans les sources à température peu élevée : le blanc sale demi-transparent, que présentent principalement les glairines muqueuses, semble être la coloration spéciale des glaires concrétées hors du contact de l'air libre. Certaines Glairines, surtout les fibreuses et les stalactiformes, affectent plus ordinairement la coloration rouge, dont la teinte varie du rouge sanguin ou carminé au rouge pâle ou au jaune rougeâtre. Quant aux colorations brune et verte, la première se rencontre dans la Glairine, qui com-

mence à s'altérer, la seconde est probablement due à des
autres corps que la Glairine, qui se développent au milieu
de sa substance (Anglada). Quelquefois on rencontre des
Glairines entièrement noires, mais cette teinte anormale est,
selon toutes probabilités, due à des sulfures précipités par
la matière organique (Filhol). Il semble bien évident que,
dans le plus grand nombre des cas, les variations de couleur
de la Glairine sont en rapport avec des différences dans la
température des sources ; c'est ainsi qu'Anglada a vu le
blanc mat exister le plus souvent dans les sources à température peu élevée, tandis qu'au contraire il n'a presque
jamais observée la coloration rouge que dans les sources les
plus chaudes. « On peut dire d'une manière générale, écrit
M. Bouis (p. 21), «que les eaux naissant sulfureuses avec
» des températures supérieures à + 50° et + 55°, ont leurs
» formations glairineuses avec une couleur rougeâtre, d'au-
» tant plus intense que la température est plus élevée. Les
» dépôts verdâtres sont fournis, dans diverses circonstances,
» par des eaux pures non sulfureuses à leur origine. Les dé-
» pôts blancs, pulpeux, signalent des eaux sulfureuses avec
» des températures au-dessous de + 50°. Les formations
» blanches, filamenteuses, sont le résultat du mélange des eaux
» sulfureuses chaudes avec des eaux froides. »

L'odeur de la Glairine est généralement franche au moment où on la recueille dans les sources, et se confond avec
celle de l'eau sulfureuse, mais elle change rapidement de
caractère et devient repoussante ; elle rappelle alors l'odeur
des matières excrémentitielles en putréfaction (Cazin). D'après
Anglada, «certaines variétés de glairine ont offert, peu de
» jours après les avoir recueillies aux sources, à la place de
» leur odeur fade ordinaire, une odeur décidément aromati-
» que très-analogue à celle des violettes ou de la racine d'iris.

» Ce n'est, du reste, que sur la glairine rouge d'Arles (Amélie-
» les-Bains), que j'ai eu occasion de faire cette observation.
» J'ai vainement cherché à la répéter sur des glairines blanches.
» Cette odeur de violettes, après avoir duré quelque temps,
» faisait place à une odeur d'un autre genre de plus en plus
» repoussante, offrant quelque analogie avec l'odeur vireuse
» que prennent, dans leur mouvement fermentatif, les feuilles
» de tabac, et provenant manifestement d'une putréfaction
» plus avancée. » (P. 144.)

Quand on observe la Glairine au moment où elle vient
d'être recueillie, elle se présente, comme l'avait déjà indiqué
TURPIN, en agrégat amorphe, chaotique, mélangé de quelques parcelles de corps étrangers. Examinée un peu plus
tard, elle laisse voir des filaments hyalins excessivement
ténus, réticulés et anastomosés, qui ne renferment aucun
corps dans leur intérieur et semblent naître de nodules de
nature plus ou moins épaissie, nodules tantôt isolés, tantôt
réunis en masses irrégulières (CAZIN). Avant la formation de
ces filaments, d'après l'observation de M. FONTAN, la matière
se remplirait de petits granules noirs à peine perceptibles, et
ce ne serait que quelques mois plus tard qu'apparaîtraient
les tubes hyalins.

La couche couenneuse qui couvre souvent une des faces de
la Sulfodiphthérose a toujours été trouvée par M. CAZIN, constituée par des cristaux nombreux affectant la forme de prismes
obliques à base rhomboïdale ou d'octaèdres allongés, et que
leur solubilité dans le sulfure de carbone a fait reconnaître
pour des cristaux de soufre. « Souvent, dit M. BOUIS, en ouvrant
» les sources, on trouve les veines aqueuses remplies par une
» substance blanche pulpeuse avec des portions jaunâtres. Ce
» n'est pas de la glairine pure, comme on serait disposé à le
» croire ; la masse est essentiellement composée de silice en

» gelée, tant est forte et active l'action de ces eaux, même sur
» la roche qu'elles traversent ; la partie jaunâtre est du soufre. »

La Glairine est-elle le résultat de la décomposition des
conferves, comme le dit TURPIN dans le passage cité plus
haut, ou résulte-t-elle du dépôt immédiat de la matière tenue
en dissolution dans les sources sulfureuses ? MM. FONTAN et
CAZIN croient que la seconde opinion est seule l'expression
de la vérité, tandis qu'au contraire MM. SÉGUIER et ALIBERT
CONSTANT pensent que la Barégine résulte de la destruction
de végétaux qui se sont d'abord développés dans les sources.
M. SÉGUIER, qui a fait, en 1836, des observations à Bagnères-
de-Luchon, dit avoir trouvé d'abord la matière organique
sous forme de filaments, disposés en mèches, comme de
l'amiante, filaments auxquels le mouvement de l'eau donne
un certain balancement, et qu'il a trouvés chargés d'alvéoles
juxtaposées suivant la longueur. Cette matière, abandonnée
à elle-même pendant quelque temps, s'est d'abord changée
en matière amorphe, où les plus forts grossissements du microscope n'ont absolument jamais permis de distinguer aucune trace d'organisation. Les expériences de M. ALIBERT
CONSTANT l'ont amené à des résultats identiques à ceux de
M. SÉGUIER, tandis qu'un grand nombre d'observateurs ont
adopté une conclusion diamétralement opposée. La présence
de la Glairine, constatée par M. FILHOL, dans certaines
sources assez refroidies pour que la Sulfuraire pût y naître,
et dans lesquelles on n'a pas trouvé trace de Sulfuraire, vient,
ce me semble, donner raison à ceux qui croient que la matière organique déposée préexiste à la matière organisée.

M. FILHOL a observé dans les eaux de Cauterets quelques
rotifères, et dans celles de Mœrens (Ariége), un assez grand
nombre de monades, qui lui ont paru identiques avec le *Monas Sulfuraria*, JOLY et FONTAN.

MATIÈRE ORGANISÉE, SULFURAIRE. Depuis longtemps déjà, les naturalistes ont étudié les végétaux qui se développent dans les sources sulfureuses, puisque déjà en 1782 VILLAN (*Confervæ species in aquis sulfureis Croft prope Darlington; Observations*, p. 9. 1782) a décrit, sous le nom de *Byssus lanuginosus*, une plante observée par lui dans une source sulfureuse. Mais il faut arriver jusqu'aux travaux de M. FONTAN pour trouver la description la plus complète et la meilleure de la matière organisée des sources sulfureuses des Pyrénées. Pour que le nom seul de cette substance indiquât sa relation intime avec l'existence du soufre comme élément minéralisateur, il l'a désignée par le nom de *Sulfuraire*.

La Sulfuraire, ou substance blanche filamenteuse des eaux sulfureuses, se présente sous forme de filets très-ténus, dont le diamètre varie d'un deux-centième à un quatre-centième de millimètre : la longueur de ces filaments est très-variable. Leur disposition, varie quelquefois et fait que la masse forme des houppes, des épis, des crinières, ou affecte la disposition radiée ; elle offre pour caractère constant que dans ces diverses dispositions elle nait toujours autour d'un noyau de matière gélatineuse. Chaque filet est constitué par un tube, simple, transparent, très-uni, de forme cylindrique, et arrondi par son extrémité libre ; jamais on n'y rencontre traces de cloisons internes. Tout l'intérieur de ces tubes est garni *complétement* de globules arrondis, moins transparents que la membrane enveloppante, assez rapprochés les uns des autres pour se toucher tous par deux points de leur circonférence : tous ces globules offrent exactement le même volume dans toute l'étendue du tube, excepté vers son extrémité conico-arrondie, et encore la différence est-elle très-difficilement appréciable. Quand la Sulfuraire a atteint un certain degré de développement, la paroi membraneuse se détruit et laisse échapper les corpuscules arrondis, qui le plus souvent se réunissent par agglomérations, tantôt petites, tantôt grandes, et se développent alors en filaments très-fins, complétement hyalins, constitués d'abord uniquement par une membrane cylindrique, et dans lesquels plus tard, par un développement ultérieur seulement, se forment des globules en tout semblables à ceux que présentait primitivement la Sulfuraire complétement mûre. Ces filaments semblent toujours prendre naissance dans une petite masse de Glairine, et ils y sont tellement confondus à leur origine, qu'il est impossible de distinguer exactement le point où ils prennent naissance (Fontan).

La Sulfuraire se rencontre dans des sources où l'on ne découvre aucune trace de Glairine, de même que nous avons vu déjà la Glairine exister quelquefois seule dans des sources assez refroidies pour ne pas permettre le développement de la Sulfuraire : on ne peut donc pas dire d'une manière absolue qu'il y ait une relation nécessaire entre ces deux substances (Fontan).

La Sulfuraire ne se rencontre jamais que dans les sources sulfureuses, mais sa quantité ne se trouve pas en rapport proportionnel avec le principe sulfureux : elle est quelquefois assez abondante dans des sources qui ne renferment que des traces à peine appréciables de soufre, tandis que dans d'autres sources, qui sont au contraire très-sulfureuses, on ne la rencontre qu'en très-petite quantité. Mais il est un fait constant : la Sulfuraire ne se développe que là où il y a du soufre, et manque *absolument* dans toute source où le principe sulfureux ne se trouve pas (Fontan).

Pour que la Sulfuraire se forme, il est nécessaire qu'il y ait contact de l'air libre avec l'eau (le courant de l'eau favorise sa formation), en même temps qu'une température qui ne s'élève pas au-delà de + 50°. Quand les sources ont une température plus élevée, la Sulfuraire ne se développe jamais qu'après qu'elles se sont assez refroidies pour ne pas marquer plus de +50°. Il est à remarquer que dans ces sources fortement thermales, où la Sulfuraire manque, il y a presque toujours un dépôt de soufre (Fontan). Il résulte cependant des observations de M. Alibert Constant que la Sulfuraire n'est pas toujours aussi difficile pour la température qu'on l'a dit, car il en a trouvé à Ax, dans la source de l'Hôpital, qui marque +68°; mais il est bon de noter que la quantité de cette matière y est moins abondante que dans les sources moins chaudes : d'où l'on peut conclure qu'il existe là quelques circonstances exceptionnelles qui peuvent modifier ce que la loi posée par M. Fontan avait de trop absolu, mais qui ne la détruisent pas entièrement.

La couleur de la Sulfuraire est naturellement blanche, et ce n'est que par suite d'altération ou de son mélange avec des matières étrangères qu'elle prend quelquefois une teinte brune. C'est à des corps étrangers qu'est due la teinte anormale de la Sulfuraire de Carcanières (Ariége), qui est colorée en un beau rouge (Alibert Constant). Quand elle prend une teinte verte, ce n'est pas la Sulfuraire qui change de couleur, mais le phénomène est dû au développement de conferves particulières qui y sont mêlées (Fontan). C'est à tort que Longchamp a cru que le mélange d'eau froide avec les eaux sulfureuses chaudes pouvait déterminer le changement de couleur de la Sulfuraire, car l'expérience n'est pas venue confirmer cette assertion (Fontan).

La Sulfuraire, pour le plus grand nombre des auteurs, comme nous l'avons déjà dit à propos de la Glairine, se forme postérieurement à la matière organique amorphe des sources sulfureuses, et non pas, comme l'ont pensé MM. Séguier et Alibert Constant, avant elle.

MM. Fontan, Séguier, Alibert-Constant et Cazin n'ont jamais vu la Sulfuraire offrir ces mouvements spontanés, si remarquables dans quelques algues des eaux douces et des sources thermales. Le mouvement, dit M. Séguier, que l'on observe est un balancement imprimé aux filaments par l'écoulement des eaux. Seul, M. Dujardin dit avoir reconnu dans la Sulfuraire des mouvements très-évidents, qui influent, suivant lui, sur l'épanouissement très-élégant de ses touffes, mouvements qu'il aurait reconnus plus vifs que ceux des Oscillaires.

Tous les caractères que présente la *Sulfuraire* démontrent d'une manière péremptoire que c'est une véritable plante, appartenant à la classe des Algues. D'après M. Fontan, elle se distingue des *Nostoch* parce que ses filaments sont libres dans leur plus grande étendue, forment des tubes égaux dans toute leur longueur, et renferment des globules tous de diamètre identique. L'absence de mouvements oscillatoires spontanés, le diamètre des sporules, égal sur tous les points de leur circonférence, permettent de distinguer facilement la *Sulfuraire* des *Oscillatoria*. Enfin, elle ne peut se confondre avec les *Anabaïna*, car elle a ses sporules tous égaux ; elle vit à une température bien différente, et enfin il lui faut, pour se développer et vivre, le contact immédiat de l'air, ou, tout au moins, il est nécessaire qu'elle soit à peine à un ou deux pouces de la surface du liquide. Pour quelques auteurs la *Sulfuraire* doit être rangée dans le genre *Hygrocrocis* et constitue l'espèce *Hygrocrocis nivea* (Kutzing, Charles Robin). Pour d'autres, au contraire, ses caractères la rapprochent plutôt du genre *Leptomitus*, et la font désigner sous le nom de *Leptomitus niveus* (Agardh, C. Montagne).

AMÉLIE-LES-BAINS.

Les sources d'Amélie-les-Bains, désignées par ANGLADA sous le nom de bains d'Arles, à cause de la proximité de cette petite ville, renferment en très-grande abondance la matière glairineuse, tantôt d'un blanc mat ou d'un blanc sale demi-transparent, tantôt rouge jaunâtre ou rouge sanguin, avec toutes les nuances intermédiaires entre ces colorations extrêmes. Quand la glairine est brune ou vert sale, cet aspect semble être en corrélation avec une altération plus ou moins profonde de sa substance. C'est principalement dans les sources les plus chaudes que se rencontre la coloration rouge, et l'intensité de sa teinte semble être en rapport avec l'élévation de température. Un fait assez curieux, dit ANGLADA, est le dépôt d'autant plus rapide de la Glairine que la source présente une élévation moindre de température et qu'elle est enserrée dans un espace moins étendu. Les diverses variétés de Glairine se présentent dans les différentes sources : floconneuse dans la source Comes (+ 58°,20), elle est muqueuse et très-abondante au gros Escaldadou (+60°, 55), et à la source de la Grotte (   ) ; le réservoir de la source Maujolet (+ 31°,20) présente la glairine membraneuse, tandis que le petit Escaldadou (+ 63°,45) la fournit compacte zonaire, et que la source Villesèque (+ 61°,60) en renferme une grande quantité qui est fibreuse (ANGLADA).

Source du petit Escaldadou (établissement HERMABESSIÈRE). Température + 64°,00. Toute la matière organique de cette source que j'ai pu examiner avait une couleur verte très-marquée : elle se présentait sous forme de membranes, constituées par un grand nombre de fibres entrelacées les unes avec les autres ; ces fibres, qui semblaient résulter de l'accolement de granules anhystes, disposés en séries longitudinales, étaient mêlées d'une certaine proportion de filaments très-ténus , articulés , acuminés, appartenant très-certainement à un végétal du genre *Oscillatoria*, et qui m'ont paru ne pas offrir de différence notable avec l'*Oscillatoria elegans* AGARDH , découverte pour la première fois dans les eaux de Carlsbad (pl. II, fig. 6).

Indépendamment de cette algue, j'ai rencontré au milieu de la matière verte du petit Escaldadou quelques vers à corps filiforme, cylindrique, de couleur vert brunâtre, à bouche orbiculaire, nue, précédant un œsophage plus ou moins sinueux : le tube digestif se termine en un anus latéral, avant la naissance de la queue, qui est aiguë et sans papille terminale. Dans le mâle, qui est un peu plus court que la femelle et qui offre 0,0015 m. de longueur environ, la queue est moins atténuée, et il existe un spicule unique rétractile (pl. I, fig. 1). Ces caractères, qui se rapportent au genre *Anguillula* EHRENBERG, sont aussi ceux de quelques-unes des nombreuses espèces comprises par MÜLLER sous le nom de *Vibrio marinus;* comme nous n'avons rencontré nulle part de description ni de figure se rapportant exactement aux individus que nous avons eu occasion d'étudier, nous croyons pouvoir en constituer une espèce nouvelle, et pour rappeler les services éminents rendus à l'hydrologie des Pyrénées par ANGLADA, nous lui donnerons le nom d'*Anguillula Angladæ.*

Une source de l'établissement HERMABESSIÈRE , placée entre le gros et le petit Escaldadou, m'a offert aussi de la matière verte, sous forme de membranes analogues à celles du petit Escaldadou, et constituées aussi en grande partie par des filaments nombreux et entrelacées d'*Oscillatoria elegans;* mais elle présentait cette particularité que la gangue, si je puis employer cette expression, au milieu de laquelle vivait cette plante, offrait tous les caractères de la variété de Glairine, désignée par M. Cazin sous le nom de Sulfodiphthérose.

Source Arago (établissement Pujade). Température + 60°,00. La Glairine de cette source a la consistance d'un mucilage épais ; elle est noire avec quelques parties colorées en blanc ; elle semble constituée par des sortes de grumeaux assez irréguliers de forme, et réunis par des parties moins consistantes.

L'examen microscopique donne un résultat identique pour la structure des parties noires et des parties blanches, qu'il montre toutes avec les caractères typiques de la Glairine muqueuse. Sur aucun point je n'ai rencontré la disposition en membranes résultant d'un simple rapprochement des éléments constitutifs de la Glairine, non plus que le moindre dépôt de soufre.

LA PRESTE.

Source des lépreux, Bany d'als mazells. Température + 43°,00. Elle m'a donné une Glairine assez abondante, se présentant sous forme de membranes jaunâtres, comme ocreuses, et formant par leur ensemble des agglomérations de consistance mucilagineuse. Cette substance, qui ne m'a jamais offert sur aucun point trace de dépôt de soufre, m'a toujours paru, au microscope, formée par l'assemblage d'une multitude de corpuscules anhystes, formant des masses transparentes, sous-jacentes à des sortes de membranes translucides ou opaques, mais où rien ne venait indiquer de commencement d'organisation. Au milieu de cette Glairine muco-membraneuse se trouvaient, mais en petit nombre, des filaments excessivement capillaires, transparents, et ne laissant

voir dans leur intérieur aucune trace de granulations ou sporules : ces filaments, qui sont le premier état de développement
de la Sulfuraire, semblaient prendre naissance au milieu de
petits agrégats de Glairine, et, à leur origine, se confondre
avec elle.

MOLIGT.

Source Riell (Thermes MASSIA). Température + 21°,87.
La matière organique, peu abondante, est de couleur brunâtre, avec des parties colorées en rouge violacé : toute cette
matière, quelle que soit sa teinte, est constituée par de la
Glairine muqueuse, agglomérée autour de petits fragments de
pierre, qui existent dans la source. Quelques parties de cette
matière se présentent sous l'aspect de membranes, constituées
par la réunion des éléments constitutifs de la Glairine, mais
sans qu'aucune trace de véritable organisation soit appréciable à l'observateur.

Source Llupia n° 1. Température + 38°,00. Elle renferme
une quantité assez notable de matière organique de couleur
foncée, présentant quelques parties jaune verdâtre, de teinte
assez foncée encore, mais cependant plus claire que le reste
de la substance. L'examen microscopique ne permet d'y distinguer que de la Sulfuraire en filaments très-allongés, plus
ou moins salis par des matières étrangères, et prenant naissance sur de très-petites agglomérations de Glairine muqueuse, également colorée en brun verdâtre.

Source Llupia n° 2. Température + 35°,62. La matière
organique est de couleur brune très-foncée, et passe quelquefois manifestement au vert brun, d'autres fois au brun jaunâtre.
Elle offre, comme l'avait déjà très-bien observé ANGLADA,
très-souvent à sa surface une couleur blanche très-éclatante,
due très-probablement à la décomposition de la Glairine au

contact de l'air, car ce n'est jamais que la surface extérieure qui se présente ainsi colorée.

Toute la matière organique de cette source a la consistance d'un mucilage très-dilué : examinée au microscope, elle paraît constituée par de nombreux filaments de Sulfuraire, qui prennent naissance sur quelques points seulement de petits amas de Glairine floconneuse. Les parties qui ont blanchi sous l'influence directe de l'air et de la lumière offrent des cristaux prismatiques très-ténus, que leur solubilité dans le sulfure de carbone permet de reconnaître pour des cristaux de soufre, et qu'on ne retrouve pas dans le reste de la matière.

LE VERNET.

Source du Vaporarium (Établissement des Commandants). Température + 56°,00. La matière organique, de couleur gris sale, se fonce sur quelques points et passe à peu près au noir : sa consistance est celle d'un mucilage épais. Sa surface semble offrir çà et là des fragments de petites membranes très-fines, tantôt blanches et opaques, tantôt subtranslucides et rougeâtres par suite de leur mélange avec quelques matières étrangères. Examinée au microscope, cette matière ne présente aucune trace d'organisation distincte, et semble formée de l'assemblage d'une énorme proportion de particules organiques, transparentes, incolores, immobiles. On y trouve quelques globules arrondis, de couleur foncée, perdus en quelque sorte au milieu de cette gangue, et ce n'est qu'après avoir abandonné quelque temps cette matière à elle-même que j'y ai découvert quelques-uns de ces filaments, qui représentent le premier état de développement de la Sulfuraire. Quelques parties de cette Glairine prennent l'aspect et la structure de la Glairine membraneuse d'ANGLADA, et la connexion évidente entre cette variété et la variété muqueuse est démontrée ici par l'observation, qui fait voir le passage insensible de l'une à l'autre.

Source mère (Établissement des Commandants). Température + 45°,00. Cette source donne une quantité considérable de Sulfuraire, et presque aucune trace de Glairine muqueuse ou membraneuse. La Sulfuraire est blanche ou noire, suivant les divers points de la source où on la prend ; elle m'a offert un assez grand nombre de filaments, disposés en verticille autour d'un filament central, ce qui rappelle jusqu'à un certain point la disposition de quelques *Batracho-spermum*. Un grand nombre des tubes de cette Sulfuraire étaient hérissés à l'extérieur de cristaux de soufre parfaitement définis, octaédriques, et assez volumineux.

OLETTE.

Les sources d'Olette, désignées par ANGLADA sous le nom de sources de Thuez, si remarquables par leur nombre, leur abondance et leur température élevée, ne m'ont pas offert moins d'intérêt au point de vue spécial, auquel je me suis placé, car j'ai rencontré dans chacune d'elles, pour ainsi dire, des Glairines très-variées de caractères, et leur faune et leur flore m'ont présenté les résultats les plus inattendus.

Source Saint-André n° 1 (*Source d'Olette*, CARRÈRE ; *Source du bord de la rivière*, ANGLADA). Température + 75°,00. « Les productions sulfuraires et glairineuses ne commencent à se développer qu'à quelques mètres de la source; elles sont jaunes rougeâtres si l'eau reste pure ; elles se présentent blanches et filamenteuses, au point où il y a mélange avec des eaux froides » (BOUIS, p. 21). J'ai trouvé, dans la Glairine abondante de cette source, la couleur jaune rougeâtre, indiquée par M. Bouis ; elle existait dans la plus grande partie de sa masse, mais certaines parties, incluses à cette matière jaune rougeâtre, étaient d'une couleur beaucoup plus intense, comme *saumonnée ;* sur d'autres points la matière était comme décolorée et d'un blanc sale à peine jaunâtre ; d'autres parties plus rares, étaient colorées en vert plus ou moins foncé. La consistance de cette matière est pulpeuse, assez dense, et son examen microscopique démontre qu'elle est formée d'une multitude de granules anhystes, transparents, incolores ou non, qui parfois se rapprochent et se disposent de façon à former des apparences de membranes, sans qu'il y ait cependant là plus que des apparences.

Cette matière renferme, répandus dans ses diverses parties, un assez grand nombre de Nématoïdes libres qui, d'après leurs divers caractères, me paraissent devoir être rapportés à deux genres différents. En effet, on en observe qui ont le corps filiforme, atténué aux deux extrémités et surtout à l'extrémité postérieure, tandis que la tête est plutôt obtuse et un peu anguleuse : ils offrent une cavité buccale assez apparente, armée de trois pièces dures, comme cornées, subpyriformes, situées autour de l'orifice buccal, et un peu en arrière ; l'œsophage, à parois assez épaisses et musculeuses, se prolonge sans renflement sensible auquel on puisse donner le nom d'estomac, jusqu'à l'intestin, qui se termine à un anus latéral ; le mâle, dont la queue est beaucoup plus courte que celle de la femelle, laisse sortir de l'orifice anal deux spicules courts et égaux. Ces animaux, que je rapporte avec doute au genre *Oncholaïmus*, car je n'y ai pas rencontré de ventouse à l'extrémité de la queue, se rapprochent cependant plus des êtres rangés jusqu'à présent dans ce genre que de ceux qu'on rapporte au genre voisin *Enoplus.* En effet, ils ne m'ont présenté aucune trace d'ocelles, et leurs spicules ne sont pas recourbés en faucille : il est du reste extrêmement difficile, dans l'état actuel de la science, de rapporter avec une grande certitude les Nématoïdes libres à tel ou tel genre, car les caractères qui servent à délimiter ces genres n'offrent pas toute la rigueur et la précision désirables. Tout en inscrivant avec quelque doute l'animal que je viens de décrire dans le genre *Oncholaïmus*, je crois devoir, ses caractères ne concordant pas absolument avec ceux des espèces déjà décrites, lui donner le nom d'*Oncholaïmus Sulfuraria*, pour rappeler le milieu spécial dans lequel je l'ai rencontré. Je le caractériserai ainsi : corps filiforme, fortement atténué en arrière, long de 0^m,0015 à 0^m,0020; deux spicules égaux ; tégument lisse (pl. II, fig. 1). Les autres Nématoïdes qui se rencontrent dans la matière organique de la source Saint-André ont le corps cylindrique, filiforme, une bouche orbiculaire, énorme, précédant un œsophage plus ou moins sinueux ; le tube digestif est terminé par un anus latéral qui est placé avant la naissance de la queue ; celle-ci est aiguë, sans papille terminale et brusquement terminée en crochet beaucoup plus évident chez la femelle que chez le mâle. Le mâle a la queue moins atténuée que la femelle, et offre un seul spicule qui fait saillie hors de l'anus. Tous ces caractères concordent parfaitement avec ceux des Nématoïdes observés dans la Glairine du petit Escaldadou, et qui nous servent à distinguer l'espèce que nous avons désignée sous le nom d'*Anguillula Angladæ*, Nob.

Dans ces deux espèces d'Helminthes, le nombre des femelles est infiniment plus considérable que celui des mâles, et ce n'est généralement qu'après une assez longue recherche qu'on parvient à rencontrer un de ces derniers dans le champ de microscope, surtout pour l'*Anguillula Angladæ*.

La matière pulpeuse de la source Saint-André, surtout dans les parties fortement colorées en rouge, présente quelques

Cypris (pl. I, fig. 8) que leur couleur brune, leurs valves réniformes, étroites en avant et munies de quelques poils peu apparents, permettent de rapporter au *Cypris fusca*. Pour me convaincre de l'identité d'espèce, j'ai comparé des individus pris dans les environs de Paris à ceux que me présentait la source Saint-André d'Olette, et malgré la différence extrême de température et de composition du milieu où ils vivaient, je n'ai pu découvrir aucune différence entre les *Cypris* des deux localités.

Outre ces Entomostracés, j'ai rencontré dans la Glairine rouge de la source Saint-André, beaucoup de filaments cloisonnés simples, remplis d'une endochrôme vert jaunâtre qui en occupait presque toute la cavité, et qui y formait des masses étroites centrales ; de distance en distance existaient des tubes qui réunissaient deux filaments voisins, et au milieu desquels se trouvait une gemme ovoïde. Ces filaments qui présentaient tous les caractères du genre *Mougeotia*, se rapprochent beaucoup de la *Mougeotia scalaris* BRÉBISSON, par leurs tubes transversaux très-longs ; mais ils en diffèrent par l'endochrôme, qui ne constitue jamais qu'une seule masse centrale allongée dans les loges, et par la disposition toujours oblique des tubes transversaux. Pour rappeler la localité où j'ai recueilli cette espèce, je lui donne le donne le nom de *Mougeotia-Ollettensis* (pl. II, fig. 5).

Les parties vertes de la Glairine m'ont présenté deux sortes de corps, que je rapporte au genre *Closterium* et aux espèces *Closterium Lunula* et *Baculum*. En effet, les premiers (pl. I, fig. 6), beaucoup plus nombreux, sont grands, fusiformes, légèrement courbés en croissant, un peu renflés vers la partie médiane, à sommets un peu obtus ; ils sont remplis par un endochrôme vert, divisé en deux masses par une bande transversale hyaline, et qui laissent les bords bien transpa-

rents. Les corpuscules que je rapporte au *Closterium Bacu-*
lum (pl. I, fig. 5), assez variables dans leurs dimensions,
sont roides, cylindriques, tronqués aux extrémités, renflés
vers le point de réunion des loges, qui sont remplies d'un endochrôme jaune verdâtre, à granulations assez grosses, et ne
remplissant pas toute la cavité des loges.

Source n° 2, Saint-Jules. Température + 73°. La matière
glairineuse de cette source, généralement de couleur foncée,
présente sur quelques points la couleur vert sombre, et sur
d'autres la teinte jaune rougeâtre. Les parties vertes sont
constituées en grande partie par de la Glairine muqueuse,
mélangée d'une notable proportion de *Closterium Lunula*,
mais ne m'ont jamais offert aucun *Closterium Baculum*. Les
parties rouges affectent, au plus haut degré, la forme fibreuse
indiquée par ANGLADA, et caractérisée par l'existence de
fibres parallèles assez volumineuses : l'examen microscopique
démontre qu'elles sont constituées exclusivement par de la
matière amorphe, et ne renferment aucune trace d'animalcules ou de végétaux inférieurs.

Source n° 3, Saint-Louis (Source thermale simple d'AN-
GLADA). Température moyenne + 45° (les divers jets ont
une température différente, variant de + 40° à + 48°).
« Elle donne abondamment des dépôts glairineux verdâtres,
rapidement renouvelés lorsqu'ils sont enlevés... » (BOUIS,
p. 33.) Cette matière se nuance par parties de couleur jaunâtre, et passe au blanc glauque sur quelques autres points.
Sa consistance est celle d'un mucilage moyennement épais.
Examinée au microscope, elle se montre presque exclusivement formée de trois sortes de filaments organisés, qui offrent
tous les caractères des *Anabaïna, Oscillatoria* et *Ulothrix.*

L'*Oscillatoria*, qui y est en assez grande proportion, et qui
forme une grande partie de la matière organique de la source

Saint-Louis, est l'*Oscillatoria elegans* AGARDH (pl. II, fig. 6), caractérisée par ses filaments très-fins, articulés, acuminés.

Les filaments d'*Anabaïna*, reconnaissables à leur constitution par une série d'articles arrondis, avec l'avant-dernier beaucoup plus gros que tous les autres, et le dernier intermédiaire par son volume entre le gros article et les autres, se rapprochent de l'*Anabaïna licheniformis* BORY DE SAINT-VINCENT par l'ensemble de ses caractères; mais ils en diffèrent par la couleur verte intense de l'endochrôme contenue dans les articles, et par la forme presque cylindrique de l'avant-dernier article. Je désigne cet *Anabaïna* sous le nom d'*Anabaïna smaragdina* (pl. II, fig. 11), en raison même de sa belle couleur.

Les filaments d'*Ulothrix* que présente la source Saint-Louis, beaucoup moins nombreux que ceux des deux espèces précédentes, doivent bien évidemment être rapportés au genre que nous indiquons, car ils sont simples, droits, atténués, assez roides, articulés: ils ne sont pas enveloppés dans une gangue muqueuse, et ne jouissent d'aucun mouvement; la masse endochrômique renfermée dans leurs cellules est toujours plus ou moins agglomérée en globules. C'est bien certainement là l'*Ulothrix Vichyensis* HAIME et PETIT (pl. II, fig. 9); car les filaments, vert sombre, cylindriques, fragiles, sont formés d'articles presque carrés ou un peu arrondis, distingués les uns des autres par une ligne subtranslucide.

En outre, j'ai rencontré dans la source Saint-Louis quelques filaments (pl. II, fig. 7) qui appartiennent sans contredit au genre *Desmidium*, car ses divers articles, enfermés dans une sorte de tube muqueux, assez difficilement perceptible et diaphane, se séparent avec une extrême facilité les uns des autres. Ces articles, d'un diamètre transversal double et triple du diamètre longitudinal, renferment une certaine quantité de matière vert fauve tantôt agglomérée en masses, tantôt au contraire disséminée en sortes de petits amas arrondis et irréguliers de formes. Les filaments constitués par la réunion de ces articles sont assez longs, roides; presque jamais entiers, ils se terminent en général par une extrémité subarrondie. L'état dans lequel se trouvait cette production au milieu de la Glairine de la source Saint-Louis, tout en me permettant de la rapporter au genre *Desmidium* AGARDH, n'était pas assez net cependant pour que je puisse la rapprocher certainement de quelqu'une des espèces de ce genre déjà décrites.

En outre de ces végétaux, j'ai rencontré dans la glairine de la source Saint-Louis quelques *Navicula*, rares, il est vrai, à intérieur jaune brun, longues de $0^m,00002$ à $0^m,00003$, cymbiformes, à extrémités obtuses, à bords obscurément striés; leur aspect oblong linéaire ou oblong lancéolé, suivant le sens où on les examine, ne me permet de les rapporter qu'à la *Navicula Vichyensis* PETIT (pl. I, fig. 12).

Source n° 4 , de l'Hortet. Température + 35°. Cette source, assez peu sulfureuse, laisse déposer une notable quantité de matière organique blanchâtre ou plutôt grisâtre, floconneuse, ayant la consistance d'un mucilage très-dilué : sur quelques points elle offre une coloration brune ou gris foncé. Cette matière, qui offre à l'examen microscopique tous les caractères de la Glairine muqueuse, m'a présenté un grand nombre d'êtres infusoires, que leurs frustules ovales, convexes, géminés, parcourus dans leur partie médiane par un rachis longitudinal, formé de petites bosselures d'où partent des côtes ou sillons qui viennent aboutir aux bords, montrent appartenir au genre *Surirella* TURPIN. Dans cette espèce, comme dans toutes celles du même genre, les frustules sont appliqués l'un contre l'autre, comme le seraient les **deux** valves d'une coquille bivalve; ils sont convexes, ovales, géminés, atténués doucement à chacune de leurs extrémités ; ils sont comme aplatis sur la partie ventrale, plus arrondis au contraire sur la partie dorsale, de couleur brune très-claire, et présentent une série très-élégante de stries transversales, qui partent du rachis central vers la périphérie. Cette espèce, qui m'a offert, dans deux ou trois individus, deux petits prolongements triangulaires, dont je ne puis préciser l'usage ni la structure, se rapproche beaucoup par ces caractères de la *Surirella striatula* EHRENBERG , dont elle diffère parce que le côté ventral n'en est ni elliptique ni cunéiforme, ou de la *Surirella Amphora* EHRENBERG, mais dont elle se distingue par l'égalité du développement de ces deux côtés, et par ses stries beaucoup plus marquées au nombre de 25 ou 26. Je crois donc pouvoir la distinguer de ces deux espèces et lui donner le nom de *Surirella Pueli* (pl. I, fig. 3).

. Outre cette *Surirella*, j'ai rencontré dans la Glairine de la source de l'Hortet plusieurs *Bacillaria* dont les unes vertes, un peu épaisses et à extrémités obtuses, me semblent être la *Bacillaria viridis* NITZSCH , et les autres fauves à diamètre assez large et à angles terminaux très-obtus, doivent être rapportées à la *Bacillaria fulva* NITZSCH.

Au milieu de la Glairine presque diffluente de la source de l'Hortet, se trouve une matière assez compacte pour résister à la pression du doigt, le plus souvent jaune rougeâtre ou rouge, dont la masse est constituée par des granulations amorphes, qui quelquefois semblent se disposer en apparence de fibres. Cette matière présente une très-grande quantité d'infusoires que l'on peut rapporter aux genres *Navicula, Eunotia* et *Surirella;* parmi elles j'ai distingué la *Navicula Arcus* (pl. II, fig. 12), caractérisée par sa carapace lisse, étroite, linéaire, arquée, offrant une flexion dans sa partie médiane ; l'*Eunotia Zebra* EHR. (pl. II, fig. 13) à carapace lisse, semi-lancéolée, oblongue et tronquée à chaque extrémité ; la *Surirella gibba* EHR. (pl. II, fig. 3), dont la carapace linéaire, grêle, et renflée en une sorte de bosse médiane, présente des stries transversales bien marquées.

Enfin, il existait une espèce de Navicule assez voisine du *Navicula Vichyensis*, mais plus bombée vers sa partie dorsale, remplie d'une matière granuleuse fauve, qui me paraît devoir être distinguée des espèces voisines et pour laquelle je propose le nom de *Navicula Filholi*.

Source n° 6, de l'Exalada. Température + 56° à + 62°, suivant qu'on examine l'un des trois filets, qui, au rapport de M. BOUIS, n'ont pas le même degré de sulfuration. La matière organique de cette source, qui correspond à la Glairine fibreuse d'ANGLADA, est généralement rouge ou jaune rougeâtre, et sur quelques points d'une teinte rosée qui rappelle celle de certaines Actinies. Quelle que soit sa coloration, elle se présente toujours sous forme de masses plus ou moins considérables, mais toujours formées par des sortes de fibres assez volumineuses. L'examen microscopique y démontre l'existence des éléments constitutifs de la Glairine muqueuse, et ne permet de reconnaître aucune cohésion organique entre ses diverses granulations : toutes ses parties sont identiques de structure, et ne diffèrent que par leur coloration. Je n'y ai rencontré aucune trace d'organisation animale ou végétale. La consistance en est assez ferme, surtout pour les parties noires ou jaunâtres. Quelques points de cette Glairine paraissent de consistance terreuse, et sont colorées en une belle teinte violette, que présente aussi la surface de petites pierres mélangées à la matière organique ; je n'ai découvert, au mi-microscope, aucune trace d'organisation dans ces parties violettes.

Source n° 13, Saint-Victor. Température +   , La

matière organique de cette source est colorée en vert; elle
est composée de granules verts très-nombreux et d'un lacis
assez serré de tubes clair-semés, diaphanes, rameux, à cellules remplies de matière granuleuse jaune verdâtre, offrant
çà et là quelques points arrondis et diaphanes. C'est bien
certainement dans le genre *Conferve* AGARDH qu'il faut ranger cette production, mais l'espèce à laquelle elle appartient
ne peut être indiquée, dans l'état actuel des observations,
vu le mauvais état de conservation que présentaient les échan-
tillons que j'ai étudiés, et que je n'ai pu remplacer par de
plus convenables. Outre cette Conferve, j'ai trouvé çà et là
au milieu du lacis qu'elle constitue quelques individus femelles de l'*Oncholaïmus Sulfuraria*.

Source n° 14, de la Cascade. Cette source dont la température est évaluée par ANGLADA à + 78°,125, et par
M. BOUIS à + 78°, s'échappe d'un quartz feldspathique,
à cassure terne et cireuse, sur les fragments duquel elle laisse
déposer de la silice gélatineuse. Elle fournit en grande abondance de la matière organique, dont la couleur varie du
rouge au vert et au blanc. Cette matière, dont ou ne saurait
mieux comparer la consistance qu'à du mucilage de gomme
adragante, ou, comme l'a fait M. BOUIS, à de la colle gonflée
dans l'eau, ne m'a pas toujours présenté une organisation
identique, et m'a offert aussi dans les êtres qui y vivent des
différences suivant que j'ai fait porter mon observation sur
des parties colorées différemment.

Matière blanche. Elle offre une apparence granuleuse, ce
qui la fait ressembler, en quelque sorte, à de la mie de pain
longtemps détrempée dans l'eau; sa consistance est assez
épaisse; sa coloration, plutôt jaunâtre que blanche, tire souvent sur le brun, et pourrait permettre quelquefois à la première vue de croire qu'elle est due à l'hydroxyde de fer:

M. Bouis semble penser que c'est à un dépôt de soufre que serait due cette coloration, mais l'examen microscopique, fait avec le plus grand soin, ne m'a pas permis d'y rencontrer trace de cristaux de soufre, et m'a toujours montré que ces parties étaient constituées, comme le reste de la matière pulpeuse, par une agglomération de granules amorphes.

On trouve sur ces parties amorphes des filaments non cloisonnés, terminés en pointe qui semblent en prendre naissance, filaments, dans lesquels je n'ai jamais pu distinguer la moindre trace de corps globuleux ou autres.

C'est aussi dans le voisinage de ces points, colorés en jaunâtre, que j'ai trouvé une notable proportion de *Cypris fusca*, quoique j'en aie également rencontré, mais en beaucoup moins grande quantité, au milieu de la matière blanche. Sur quelques points, la matière blanche passe insensiblement à l'état submembraneux si fréquent dans les autres sources.

Matière verte. Peu différente dans son aspect général de la matière blanche, elle m'a présenté beaucoup moins de *Cypris fusca*, mais elle renfermait quelques individus de Nématoïdes que je n'ai pas retrouvés dans d'autres sources ni dans les parties blanches ou rouges de la même source. Ces animaux (pl. I, fig. 2) ont le corps cylindrique, filiforme, long d'environ $0^m,0015$ à $0^m,0020$: Leur bouche tronquée paraît munie d'une sorte de lèvre circulaire, ne portant aucune trace de lobes : la queue du mâle est beaucoup plus courte que celle de la femelle, elle est obtuse et non subulée ; de l'ouverture anale sort un spicule volumineux, simple, courbe, rétractile et complétement nu. Tous ces caractères me paraissent se rapporter au genre *Phanoglene* Nordmann plutôt qu'à aucun des autres genres voisins décrits par les auteurs. L'animal qui nous occupe se différenciant des deux espèces déjà décrites de *Phanoglene* par sa bouche circulaire, non munie de cirrhes, ses deux points brunâtres oculiformes séparés l'un de l'autre, sa couleur verdâtre et sa station, je lui ai donné le nom de *Phanoglene Filholi*, pour rappeler le nom d'un des savants qui se sont occupés avec le plus de talent de l'étude des eaux minérales des Pyrénées.

Matière rouge. J'y ai rencontré surtout en grande abondance quelques espèces de Diatomées qui étaient représentées par un nombre beaucoup plus restreint d'individus dans les matières blanche et verte. J'y ai rencontré la *Frustulia subulata* Kutzing caractérisée par la longueur et la ténuité de ses frustules, leur couleur fauve claire, la courbure de leurs extrémités : la présence d'une ligne hyaline médiane, séparant les deux parties opaques du segment ne permet pas de douter que ce ne soit bien cette espèce qu'on trouve au milieu de la matière de la source de la Cascade (pl. II, fig. 2).

J'y ai rencontré aussi deux espèces d'*Eunotia* à carapace siliceuse pourvue de deux ouvertures à chaque bout, à corps très-aplati d'un côté, très-convexe de l'autre : parmi ces êtres, les uns (pl. II, fig. 4) sont rayés, courts, semilunaires, et ont plusieurs dents obtuses au dos convexe, ce qui les rapproche beaucoup de l'*Eunotia Diadema*, Ehr. La seule différence que j'y ai trouvée est qu'ils n'ont que cinq dents au dos au lieu de six que présente l'espèce typique. Les autres *Eunotia* sont bien évidemment des *Eunotia longicornis* Ehr. (pl. I fig. 16), car je n'ai trouvé aucune différence entre eux et les individus figurés par Ehrenberg.

J'ai rencontré en outre dans la matière rouge de la source de la grande Cascade un assez grand nombre d'individus des *Navicula Filholi* Nob. *N. Arcus* Ehr. *N. Gibba* et *Zebra*.

Enfin j'ai observé quelques filaments d'une espèce de *Desmidium* que je ne puis rapporter avec certitude à aucune espèce de ce genre à cause de l'état peu avancé de son développement , mais qui est bien distincte de celle observée dans la source Saint-Louis par ses articles d'un diamètre sensiblement égal en largeur et en hauteur et par la couleur verte de son endochrôme (pl. II, fig. 10).

C'est en vain que j'ai cherché dans les dépôts de silice, qui existent à la surface des fragments de roches , après la destruction de la matière organique déposée , des traces du test des divers animalcules que me présentait la matière organique de la source de la Cascade.

Les diverses efflorescences alunifères qui se rencontrent sur les roches qui environnent immédiatement la source , étaient presque toujours colorées en jaune par de l'hydrate de sexquioxyde de fer ; on peut parfaitement s'expliquer ainsi la coloration ocreuse que présentent certaines parties de la matière organique.

Outre ces efflorescences, j'ai observé, sur un certain nombre de fragments de roches, des dépôts bien caractérisés de soufre, partout où l'eau se trouvait, par les circonstances de sa chute ou de son écoulement, en contact direct avec l'air.

Source n° 14 bis, Saint-Michel. Température, 65°. La matière organique déposée est gélatineuse et offre une grande tendance à se présenter sous l'aspect membraneux. Elle est formée d'une quantité considérable de granules amorphes extrêmement ténus. La couleur est d'une manière générale le jaune ocre, mais sa teinte varie beaucoup dans les divers points : on trouve quelques parties teintes du carmin le plus vif ; d'autres ont une coloration violette très-riche, qu'on retrouve sur les petits fragments de pierre, intercalés au milieu de la matière organique : on rencontre des parties dont la teinte est intermédiaire au carmin et au violet, et il semble que, par des nuances insensibles, on passe de l'une à

l'autre coloration, de même que la couleur ocreuse générale
de la masse semble se fondre peu à peu avec la masse carminée : le plus souvent cependant les parties carminées
forment de petites masses isolées au milieu de la matière
jaune, et offrent la plus grande analogie avec les agrégations
de *Monades*, observées dans la source inférieure de Mœrens,
et dans la fontaine Hontalade à Saint-Sauveur. Je dois cependant faire observer qu'ici les caractères sont beaucoup
moins nets que dans les deux autres sources.

La source Saint-Michel renferme beaucoup de *Cypris fusca*,
surtout au milieu de la matière ocreuse, où j'ai observé quelques individus vivants : j'y ai aussi trouvé, mais en petit
nombre, la *Surirella Pueli*, et la *Navicula viridula*.

Source n° 20 de la route, Buvette des Voyageurs. Température
+ 36 à + 38°. La matière organique de cette source, dont
la couleur varie du blanc au gris et au jaune rougeâtre, se
présente avec les caractères de la Glairine muqueuse type,
et ne m'a offert que quelques débris indéterminables de
Navicula.

AX.

Source de la grotte du Teich. Température + 49°,00. Cette
source donne une matière abondante mucilagineuse assez
compacte, se présentant sous forme de masses amorphes de
couleur grisâtre, avec quelques parties colorées en rougeâtre,
et mieux, en rosâtre. Au-dessus de ces agglomérations géla-
tineuses, se trouve une couche plus ou moins étendue, mais
toujours excessivement mince, d'une substance qui affecte la
forme d'une membrane, constituée par des fibres parallèles
et très-fines: cette couche est toujours moins transparente que
la matière sous-jacente, et quelquefois même elle est presque

opaque. L'examen microscopique donne, pour la matière la plus inférieure, les caractères typiques de la Glairine muqueuse, et quant à la pellicule qui la recouvre, elle n'offre aucune différence d'organisation avec la Glairine membraneuse la mieux définie. Outre cette substance, on trouve mêlés avec elle, et prenant naissance au milieu de ses éléments, d'assez nombreux filaments de Sulfuraire. La pellicule blanche de Glairine membraneuse présente toujours une très-forte proportion de cristaux de soufre déposé ; mais, contrairement à ce qui a lieu dans le plus grand nombre des cas, les formes cristallines en sont très-confuses et très-mal définies.

En laissant exposée à l'air, pendant quelque temps, de la Glairine provenant de la source de la grotte du Teich, elle a pris assez rapidement une belle couleur verte, due au développement d'un certain nombre de Conferves; mais ces végétaux ne se sont pas développés assez complétement pour que j'aie pu en déterminer les espèces.

Source Viguerie. Température + 73°,20. La matière organique que fournit cette source est très-peu abondante ; elle m'a paru constituée presque exclusivement par des pellicules formées par le rapprochement de parties globuleuses subtransparentes, et disposées en longues séries linéaires. J'ai trouvé mélangés à cette Glairine membraneuse une petite quantité de filaments de Sulfuraire nettement caractérisée. La faible proportion de cette dernière substance pourrait facilement s'expliquer par l'élévation de la température de cette source. Je n'y ai remarqué aucun dépôt de soufre.

MOÈRENS.

Source inférieure. Température + 39°,00. La matière organique en est très-peu abondante ; elle se dépose sur les fragments de pierre qui forment le fond de la source, sous forme d'une petite gelée rouge, constituée en grande partie par de la matière amorphe, de laquelle naissent de longs filaments à parois transparentes ; dans ces tubes qui se terminent en pointe assez aiguë, se trouve de distance en distance de petits amas de substance granuleuse verte, disposée à des intervalles très-réguliers. Mais ils ne m'ont jamais présenté un état de développement assez parfait pour me permettre de déterminer exactement à quel genre et à quelle espèce je devais les rapporter.

En outre, la source inférieure de Mœrens présente un assez grand nombre de corps ovoïdes, d'un diamètre longitudinal environ double du diamètre transversal, offrant souvent vers leur partie médiane une sorte de rétrécissement, comme si le corps allait se fendre à ce point pour former deux parties séparées. Ces corps, doués d'une rapidité de progression très-grande, semblent se mouvoir en roulant sur eux-mêmes : leur couleur est rouge lie de vin, leur diamètre longitudinal est d'environ $0^m,00015$, leur diamètre transversal de $0^m,00002$. On trouve quelquefois ces corps immobiles, et réunis alors en masses, où ils semblent surtout s'être disposés en lignes longitudinales. Les caractères que présentent ces êtres, les rapportent bien évidemment au genre *Monas*, et ils semblent appartenir plutôt à l'espèce *Monas rosea*, MORREN (1), qu'au *Monas Sulfuraria*, FONTAN et JOLY (2) ; car ils ne m'ont ja-

---

(1) A. et C. MORREN, *Recherches sur la rubéfaction des eaux et leur oxygénation par les animalcules et les algues* (p. 27, pl., 1841).

(2) A. FONTAN et N. JOLY. Note sur une nouvelle espèce d'animalcule infusoire (*Monas sulfuraria*), qui colore en rouge les sources sulfureuses accidentelles de Salies (Haute-Garonne) et d'Enghien (Seine-et-Oise) (*Mémoires de l'Académie royale des sciences, inscriptions et belles-lettres de Toulouse,* 3 série, t. I, p. 116, pl. 13, juin 1844).

mais offert que deux points rouges dans leur enveloppe transparente comme la première espèce, tandis que la seconde espèce en présente quatre ou huit. Je n'ai jamais pu y apercevoir aucune trace de cils vibratils qui pussent leur donner le mouvement. Une seule fois j'ai rencontré un de ces corps muni d'un petit prolongement simple, qui se mouvait avec beaucoup de rapidité, et qui n'est devenu bien nettement appréciable qu'aux derniers moments de l'existence de l'animalcule; peu d'instants avant la cessation complète de la progression de l'animal, cet appendice a cessé d'être perceptible à l'instrument grossissant (pl. I, fig. 15).

BAGNÈRES DE LUCHON.

Source Bordeu. Température + 40° à 49°. Cette source renferme une matière organique qui se présente sous forme de pellicules blanches opaques, très-minces, très-repliées sur elles-mêmes, et ayant l'aspect de membranes constituées par des fibres parallèles très-fines. On rencontre toujours sous ces pellicules une couche assez mince de matière muqueuse. L'examen microscopique laisse voir, au milieu des éléments caractéristiques de la Glairine muqueuse et membraneuse, un grand nombre de cristaux octaédriques de soufre : leurs dimensions sont toujours infiniment plus petites que celles des cristaux, que présente l'eau de la source du grand établissement à Saint-Sauveur ; ils sont d'une opacité plus grande, et jamais ils ne se sont présentés à moi avec les angles sommets remplacés par une arête plus ou moins prolongée, forme particulière que j'ai rencontrée dans presque toutes les sources où il se fait du dépôt de soufre. Je n'y ai jamais non plus observé les cristaux aiguillés dont parle M. CAZIN.

Sur quelques points de la substance anhyste de la Glairine

muqueuse, se trouvaient quelques filaments extrêmement ténus, ramifiés, transparents, sans aucune granulation à l'intérieur, mais se différenciant des filaments primordiaux de la Sulfuraire parce qu'ils étaient formés de longues cellules unies bout à bout.

Source du Bosquet n° 1. Température + 44°. La Glairine y est assez abondante, et se montre sous forme de flocons consistants de couleur gris jaunâtre, et dont la surface est recouverte d'une couche blanchâtre, constituée exclusivement par de très-petits cristaux octaédriques de soufre. La structure de cette Glairine, dont quelques parties sont teintées en noir, n'offre rien de particulier.

Source du Bosquet n° 2. Température + 43°. La Glairine de cette source, presque toute de couleur noire avec quelques parties blanches ou grisâtres, ne diffère de celle de la source n° 1 que par l'absence presque complète de cristaux de soufre.

Source du Bosquet n° 3. Température . . Cette source présente une assez notable proportion de matière organique extrêmement diffluente, de couleur gris sale, avec quelques points teints en noir, et d'autres plus nombreux colorés en blanc. La structure ne diffère pas sensiblement de celle des deux sources précédentes, si ce n'est que çà et là on trouve des traces de couche couenneuse formée par du soufre cristallisé, en cristaux extrêmement petits, beaucoup plus que ceux de la source n° 1, et paraissant offrir une base plus large que leur hauteur.

Source du pré. Température + 44°,50. La matière organique de cette source, très-analogue avec celle de la source Bordeu, est constituée par de la Glairine muqueuse de couleur grise avec des parties noires, et de Glairine membraneuse, qui se présente sous forme de pellicules très-minces généralement teintées en blanc jaunâtre : il y a toujours une quantité beaucoup plus considérable de Glairine muqueuse que de Glairine membraneuse : j'ai trouvé surtout dans cette dernière variété des cristaux octaédriques de soufre, toujours d'un volume infiniment petit, et mélangés de quelques aiguilles de même composition, mais de dimensions toujours très-faibles.

Au milieu de la Glairine et surtout de la Glairine muqueuse sont un assez grand nombre de corps arrondis ou pour mieux dire ovoïdes, présentant dans leur intérieur un noyau vert brunâtre clair constitué par des amas de matière granuleuse (pl. I, fig. 13). De ces corps partent des filaments verts, formés d'articles juxtaposés bout à bout et remplis d'un endochrôme granuleux ; dans certains articles et surtout dans ceux qui sont le moins développés, la matière endochrômique forme une seule masse indivise, tandis que dans d'autres, plus avancés en âge, elle se partage en quatre corps reproducteurs. Une sorte de matière gélatineuse contient les filaments de cette plante, qui sont toujours plus ou moins rameux et comme feutrés. Tous ces caractères se rapprochent beaucoup de ceux de la *Fischeria thermalis*, découverte par Schwabe (1) dans les eaux de Carlsbad, mais les dimensions en sont moins considérables et la couleur tire moins sur le vert que pour l'espèce allemande.

Source blanche. Température + 47°,21. La matière organique de cette source est presque toute de la Glairine muqueuse bien nettement définie, et de coloration grise très-foncée ou noire. Au-dessus de cette matière se trouvent

---

(1) Hofrath Schwabe, *Ueber die Algen der Karlsbader Warmenquellen* (Linnea, p. 109, taf. 11, 1837).

quelques pellicules fines de Glairine membraneuse, et des traces de couche couenneuse exclusivement formée de cristaux octaédriques.

Source nouvelle tiède. Température   . Cette source donne une petite proportion de Glairine muqueuse, de couleur noire, mêlée de Glairine membraneuse blanche ou grisâtre, un peu plus abondante, quoiqu'il n'en existe pas beaucoup non plus. J'ai trouvé dans cette matière quelques fragments de *Fischeria thermalis* et quelques *Bacillaria Pulva* NITSCHZ, et quelques *Navicula viridula* EHRENBERG.

Source Sengez, n° 2. Température   . La Glairine muqueuse de cette source, de couleur grisâtre, avec quelques parties noires, est mélangée d'une petite proportion de Glairine membraneuse blanche. Elle présente, au milieu des éléments qui la constituent, un certain nombre de corps arrondis (pl. I, fig. 14), dont le centre offre des granulations sphériques brunes, ou quelquefois d'un vert bleuâtre, le plus souvent ces granules sont entourés d'une matière amorphe verdâtre, qui leur constitue une sorte d'atmosphère. Je crois devoir rapporter ces corps au *Protococcus pluvialis* KUTZING, mais je ne saurais indiquer sûrement s'ils se rapprochent plus de la variété décrite par KUTZING sous le nom de *Protococcus marinus*, ou de celle que MENEGHINI a nommée *Protococcus thermalis*.

BARÉGES.

Source du Tambour. Température + 44°,25°. Une assez grande proportion de Glairine muqueuse brunâtre ou plutôt grise forme le dépôt de cette source, avec une petite quantité de Glairine membraneuse.

SAINT-SAUVEUR.

Source du grand établissement. Température + 32°,85. La matière organique est d'apparence générale grise très-claire, gélatineuse, transparente, avec une très-légère translucidité dans la plupart de ses parties, mais dans d'autres points, qui semblent des sortes de membranes, la transparence est un peu moindre, et par suite la couleur devient blanche, presque mate. Au milieu de ces pseudo-membranes blanches sont de très-nombreux cristaux de soufre, tantôt isolés, et c'est le cas le plus fréquent, tantôt associés en groupes, qui ne sont jamais constitués que par la réunion d'un petit nombre de cristaux ; ils affectent la forme d'octaèdres réguliers, parfaitement définis, et sur quelques-uns le sommet est remplacé par une arête plus ou moins longue, ce qui donne au cristal une forme beaucoup plus aplatie qu'à l'état normal (pl. I, fig. 11). La quantité de ces cristaux de soufre est d'autant plus considérable que les pseudo-membranes, où on les rencontre, offrent une plus grande matité.

Çà et là dans la matière gélatineuse sont des corps noirs irréguliers qui la salissent, et qui ne présentent à l'observation aucune organisation spéciale ; il semble que ce soient des parties de matière transparente qui ont été colorées par un peu de fer.

Examinée au microscope, la matière organique de la source du grand établissement se montre composée d'une gangue amorphe à éléments très-petits, transparents, anhystes, mélangée de filaments extrêmement fins, dont on ne peut distinguer l'organisation intime, en raison de leur ténuité même.

Fontaine Hontalade. Température + 22°,00. Elle donne

une quantité très-faible de matière organique presque toute déposée sur les parois ou les fragments de pierre qui sont au fond de la source. Cette matière est très-remarquable par sa couleur rouge, qu'on ne pourrait mieux comparer qu'à celle du colcothar pour le plus grand nombre de ses parties, mais qui est d'un rouge lie de vin carminée pour quelques points, toujours très-peu étendus et très-irrégulièrement distribués dans la masse. C'est très-probablement au *Monas rosea* Mor-REN, que nous devons rapporter ces corps, car les agrégats qu'ils forment dans cette source sont tout à fait identiques à ceux que nous avons vus dans la source inférieure de Mœrens. Malheureusement je n'ai pu étudier la matière organique re-cueillie par moi à la fontaine Hontalade, au moment même où je venais de me la procurer, de telle sorte que je ne puis affirmer avec certitude absolue que dans cette source on ait affaire à de véritables *Monas*, ne les ayant pas vus jouissant de leur mouvement progressif.

Une particularité digne de remarque, que m'a présentée la Sulfuraire qui se développe en petite quantité dans l'eau de la fontaine Hontalade, c'est d'être colorée en une belle cou-leur rouge, et d'offrir des filaments verticillés autour d'un axe commun, ce qui pourrait faire confondre au premier abord cette variété de Sulfuraire, quant à sa disposition, avec cer-tains *Draparnaldia* (pl. II, fig. 8.)

CAUTERETZ.

Source des Yeux. Température + 39°,00. La matière or-ganique de cette source est de consistance gélatineuse et co-lorée en jaune brun très-clair, en vert ou en rouge, mais toutes ces nuances ne sont jamais pures et semblent plus ou moins salies de jaune ocreux. L'examen microscopique de cette substance y démontre la structure typique de la Glairine muqueuse et floconneuse.

Source de César. Température + 48°,00. Elle fournit une assez grande quantité de Glairine muqueuse, de consistance gélatineuse, de couleur blanc sale; mélangée çà et là de parties teintes en noir.

Source près de César. Température + 48°,50. La matière organique de cette source est blanchâtre, translucide, et a l'aspect d'un mucus épaissi : sur quelques points la teinte se forme davantage et devient grisâtre; çà et là se trouvent des parties complétement noires par suite du mélange de matières étrangères. Examinée au microscope, cette matière paraît formée uniquement de substance amorphe, et, dans quelques points, où la densité semble beaucoup augmentée, les éléments anhystes constitutifs de cette matière affectent de la tendance à se ranger en séries linéaires, comme pour former des fibres, mais il est impossible de distinguer aucune trace d'une véritable soudure. Au milieu de cette masse translucide, sont quelques parties blanches, qui paraissent être des membranes un peu plissées suivant le sens longitudinal des fibres, mais qui ne doivent pas cet aspect à un véritable accolement.

Au milieu de cette Glairine se trouvent un assez grand nombre de corps sphériques, ou irrégulièrement pyriformes (pl. I, fig. 7), couverts de poils sur toute leur surface, poils plus apparents dans certains points, ceux surtout qui sont les plus petits : Ces corps, formés de corpuscules hyalins ou subhyalins, ont une légère teinte grise, et sont généralement plus foncés au centre qu'à la périphérie; ils me semblent offrir la plus grande analogie avec la *Leucophra Mamilla* Bory-Saint-Vincent.

Source des Espagnols. Température + 46°,20. La matière organique de cette source est comme gélatineuse, et

offre çà et là dans sa masse des parties blanchâtres qui semblent comme concrétées ; sa couleur générale est gris blanchâtre ou gris noirâtre, et dans ce dernier cas, elle se nuance
toujours en même temps de jaunâtre ; sur quelques points
sa teinte se fonce encore davantage et devient presque
noire.

L'examen microscopique y démontre la structure normale
de la Glairine muqueuse avec des agglomérations irrégulièrement répandues de cristaux aiguillés de soufre généralement soudés ensemble presque parallèlement, ou affectant la
disposition radiée. Je n'y ai jamais vu un cristal octaédrique
de soufre ; à peine sur quelques points j'ai reconnu la disposition caractéristique de la Glairine membraneuse.

La Raillière. Température + 39°,00. Elle fournit une matière organique jaunâtre clair, de couleur facilement comparable à celle de la gélatine, ou brunâtre foncée. Les parties
claires se distinguent des foncées, en ce que le plus générale-
lement leur surface est couverte d'une pellicule très-mince,
opaque et blanche. La consistance de cette matière est celle
d'un mucilage moyennement épais.

L'examen microscopique démontre que la masse est formée
des parties transparentes amorphes, au milieu desquelles sont
de très-nombreux petits granules anhystes. La couche blanche est constituée presque exclusivement par un dépôt de
soufre en cristaux très-petits et généralement mal formés.
En outre, au milieu de la Glairine, j'ai trouvé beaucoup de
Protococcus pluvialis, analogues à ceux de la source Senge̱z
n° 2.

CRUSTACÉS.

CYPRIS, Muller. Carapace formée de deux valves oblongues, de consistance cornéo-crétacée, mobiles, et réunies sur leur bord dorsal par une articulation ligamenteuse; un seul œil médian; trois paires de pattes proprement dites, non compris les antennes inférieures pédiformes.

Cypris fusca, Strauss. Valves brunes, translucides, uniformes, plus étroites et comprimées en avant, couvertes de poils épars, à peine sensibles; antennes supérieures garnies de quinze soies, et celles de la deuxième paire munies de trois soies également assez fortes; longueur, 0^m,001.

Habit. Olette, sources Saint-André, Saint-Michel et de la Cascade.

(Pl. I, fig. 8.)

HELMINTHES.

ANGUILLULA, Hemprich et Ehrenberg. Corps filiforme à extrémité caudale aiguë ou obtuse, sans papille terminale; tête continue avec le corps et tronquée; bouche terminale, orbiculaire, inerme; pas d'ocelles; pénis filiforme, sans gaîne, rétractile; orifice génital femelle le plus souvent ouvert à la partie médiane du corps. Ovipares ou vivipares.

Anguillula Angladæ, Nobis. Queue droite, aiguë, plus chez

la femelle que chez le mâle, terminée brusquement en crochet. Couleur vert brunâtre ; longueur 0^m,0015 à 0^m,002.

Cette espèce diffère des cinq espèces décrites par EHREN-BERG, et des nombreuses espèces, rangées par DIESING dans le genre *Anguillula,* par le crochet que forme la brusque réflexion de l'extrémité caudale.

Habit. Amélie-les-Bains, source du Petit-Escaldadou ; Olette, source Saint-André.

(Pl. I, fig. 1.)

ONCHOLAIMUS, DUJARDIN. Corps filiforme, à extrémité caudale atténuée ; tête continue avec le corps, obtuse ; bouche terminale, bien développée, munie de deux à trois dents ; pas d'ocelles ; pénis filiforme, avec un fourreau court ; orifice génital femelle à la partie médiane du corps.

Oncholaïmus Sulfuraria, NOBIS. Trois pièces cornées subpyriformes dans la bouche ; queue du mâle beaucoup plus courte que celle de la femelle ; deux spicules courts et égaux, non courbés en faucille ; tégument lisse ; couleur brunâtre ; longueur 0^m,0015 à 0^m,002.

L'*Oncholaïmus Sulfuraria* est très-voisin de l'*Oncholaïmus attenuatus,* trouvé par DUJARDIN dans l'eau de mer à Lorient, mais il s'en distingue par l'absence de soies courtes et latérales sur la tête, et de deux taches rouges contiguës près du pharynx. Le mâle ne m'a jamais offert non plus à la région anale une double série de soies roides.

Habit. Olette, sources Saint-André et Saint-Victor.

(Pl. II, fig. 1.)

PHANOGLENE, NORDMANN. Corps filiforme, acuminé en arrière ; tête continue au corps, tronquée ; bouche terminale bilabiée, munie de deux à quatre cirrhes ; ocelles ; pénis filiforme muni d'un fourreau tubuleux.

Phanoglene? Filholi, Nobis. Bouche circulaire, non munie de cirrhes; deux points oculiformes, brunâtres, espacés l'un de l'autre; couleur vert foncé; longueur $0^m,001$ à $0^m,0015$.

Le *Phanoglene Filholi* se distingue des *Phanoglene micans* Nordmann et *barbiger* Nordmann par l'absence de cirrhes, et par la couleur brunâtre de ses deux points oculiformes. Sa couleur vert foncé et son habitation dans les eaux sulfureuses peuvent aussi le faire considérer comme une espèce distincte.

Habit. Olette, source de la Cascade.

(Pl. I, fig. 2.)

INFUSOIRES.

MONAS, Müller. Animaux nus, arrondis ou oblongs, de formes variables, sans expansions; un seul filament flagelliforme partant de l'extrémité antérieure du corps, et pouvant se mouvoir dans toute sa longueur; mouvement un peu vacillant.

Monas Rosea, Morren (*Monas Sulfuraria?* Fontan et Joly). Corps ovalaire, d'une teinte générale rouge lie de vin; deux points rouges dans une enveloppe transparente; filament flagelliforme très-difficile à percevoir : mouvement rapide. Diamètre longitudinal $0^m,0005$ à $0^m,00002$.

Habit. Mœrens, source inférieure; Saint-Sauveur, fontaine Hontalade.

(Pl. I, fig. 15.)

LEUCOPHRA, Müller. Corps déprimé, ovale ou oblong, transparent, garni sur toute sa surface de cils et poils courts et soyeux.

Leucophra Mamilla, Bory de Saint-Vincent. Corps subpyriforme, hyalin ou subhyalin, légèrement teinté en gris dans ses parties centrales, à poils plus apparents sur certains points (ce sont les plus courts).

Habit. Cauterets, source près de César.

(Pl. I, fig. 7.)

ALGUES DIATOMÉES (1).

DESMIDIÉES.

CLOSTERIUM, Nitzsch. Corpuscules libres, fusiformes, souvent arqués, quelquefois droits, pourvus d'une enveloppe

---

(1) Doit-on considérer les *Diatomées* comme des êtres végétaux ou des animaux? Ehrenberg pense qu'on doit les ranger parmi les *Infusoires*, car il a trouvé chez les *Navicula* une sorte de semelle charnue, analogue au pied des Mollusques gastéropodes, qui pour lui est bien évidemment un organe de locomotion. Valentin (*Repertorium für Anatomie*, tome II, p. 207) croit aussi à la nature animale des *Navicula*; car il dit avoir reconnu, de chaque côté de leur test, l'existence de cils vibratils, qui leur impriment le mouvement. L'existence d'estomacs multiples dans la coque résistante de ces êtres serait encore une preuve à l'appui de cette opinion. Mais, outre que personne n'a pu retrouver les détails d'organisation indiqués par ces deux savants naturalistes, l'examen attentif des *Diatomées* ne permet pas, ce me semble, de contester leur nature éminemment végétale, et doit les faire ranger avec Lyngbye, Agardh (*Conspectus criticus Diatomacearum*, 1830), De Candolle, Duby, Kutzing (*Synopsis Diatomacearum oder Versuch einer Systematischen Zuzammenstellung der Diatomen*, 1834), Brébisson et Godey (*Algues des environs de Falaise*, 1836), parmi les Algues. Le mouvement lent par lequel les *Closterium* vont se fixer sur les parois des vases dans les parties les plus éclairées n'offre rien qui puisse rappeler quelque organisme animal. Quant aux *Diatomées* proprement dites, ne les voit-on pas d'abord être immobiles et fixées de diverses manières, pour ne présenter quelques mouvements que quand elles sont détachées? Ce double état d'immobilité dans le premier âge, et de faculté de locomotion plus tard, qui a fait croire à Gaillon que les *Navicula* passaient du règne végétal dans le règne animal, offre, ce me semble, une assez grande analogie avec les faits observés pour les organes reproducteurs mobiles (et *comme animalisés*) de certains végétaux acotylédones supérieurs; cela pourrait être admis d'autant plus facilement que si cette opinion est vérifiée par l'observation, il y aura lieu certainement à

membraneuse diaphane, renfermant un endochrôme vert, fo-
liacé , et formé de bandelettes rayonnant autour du centre ;
presque toujours un point diaphane par interruption de l'endochrôme.

Closterium Baculum, BRÉBISSON. Corpuscules roides, cylindriques, tronqués, traversés au milieu en deux loges, renfermant un endochrôme vert à grains assez gros, laissant vides
les extrémités des loges. Le point de jonction des loges est
renflé.

Habit. Olette, source Saint-André.

(Pl. I, fig. 5.)

Closterium Lunula, NITZSCH ; *Lunulina vulgaris*, BORY DE
SAINT-VINCENT. Corpuscules grands , fusiformes, légèrement courbés en croissant, un peu renflés au milieu, à
sommets un peu obtus, remplis par deux masses vertes, gra-
nuleuses ; une bande médiane transversale et les bords
hyalins.

Habit. Olette, sources Saint-André et Saint-Jules.

(Pl. I, fig. 6.)

DESMIDIUM , AGARDH. Corpuscules anguleux renfermant un endochrôme rayonnant, soudés en séries et formant un filament prismatique , entouré d'un mucus indé-
terminé.

Desmidium? Tube muqueux difficile à percevoir ; diamètre
transversal double ou triple du diamètre longitudinal ; en-

---

un travail de remaniement des genres des *Diatomées*, dont plusieurs ne se
distinguent que par leur mobilité ou leur état pédiculé, le genre *Navicula*,
par exemple, et le genre *Cocconema*.—On pourrait admettre d'autant plus
facilement la nature végétale des *Diatomées* qu'elles ont incontestablement des affinités plus étroites avec les *Desmidiées* qu'avec les *Infusoires*,
et pour tous les observateurs, EHRENBERG excepté , les *Desmidiées* sont
bien des Algues.

dochrôme vert fauve, en une seule masse ou en petits amas irréguliers de forme et de volume dans chaque article. Filaments longs, roides, à extrémité subarrondie.

Habit. Olette, source Saint-Louis.

(Pl. II, fig. 7.)

Desmidium? Tube muqueux peu apparent, diamètre longitudinal sensiblement égal avec le diamètre transversal; endochrôme vert en masses irrégulières, filaments droits, roides, arrondis à leur extrémité libre.

Habit. Olette, source de la Cascade.

(Pl. II, fig. 10.)

CYMBELLÉES.

SURIRELLA, Turpin. Carapace à deux valves, le plus souvent ovales ou cymbiformes, chargées de bosselures et de cannelures symétriques.

Surirella Pueli, Nobis. Frustules convexes, ovales, géminés, atténués doucement à chacune de leurs extrémités; aplatis sensiblement sur le côté central, plus arrondis sur le côté dorsal; couleur brun très-clair; stries bien nettes et finement marquées au nombre de 25 à 26; longueur, $0^m,0001$ à $0^m,0002$.

La *Surirella Pueli* diffère de la *Surirella striatula* parce que le côté ventral n'est ni elliptique ni cunéiforme, et de la *Surirella Amphora* par ce que ses deux côtés sont également développés, et par ses stries beaucoup plus marquées au nombre de vingt-cinq ou vingt-six.

Habit. Olette, sources de l'Hortet et de la Grande Cascade.

(Pl. I, fig. 3 et 4.)

Surirella gibba, Ehrenberg. Frustules très-petits, droits

linéaires, grêles, tronqués aux deux extrémités, renflés et comme bossus au milieu, hyalins et lutescents; stries peu nombreuses; longueur, 0^m,0004 à 0^m,00015.

Habit. Olette, sources de l'Hortet et de la Grande Cascade.

(P. II, fig. 3.)

FRUSTULIÉES.

FRUSTULIA, AGARDH. Enveloppe double, carapace siliceuse, prismatique souvent atténuée aux extrémités; mucus amorphe manquant quelquefois; corpuscules libres ou groupés, munis le plus souvent d'une ligne longitudinale qui partage en deux des stries transversales.

Frustulia subulata, KUTZING. Brun jaunâtre; corpuscules très-étroits, fort longs, un peu courbés aux extrémités, traversés au milieu par une bande hyaline.

Habit. Olette, source de la Grande Cascade.

(Pl. II, fig. 2.)

Frustulia major, KUTZING; *Bacillaria fulva*, NITZSCH. Couleur fauve; frustules un peu épaissis, assez développés, à extrémités un peu atténuées ou obtuses, hyalines, marquées de points hyalins.

Habit. Olette, source de l'Hortet; Bagnères-de-Luchon, source nouvelle tiède.

Frustulia viridis, KUTZING; *Bacillaria viridis*. NITZSCH Couleur verte; frustules un peu épaissis, linéaires ou oblongs elliptiques, à extrémités obtuses ou un peu arrondies.

Habit. Olette, source de l'Hortet.

Frustulia viridula, KUTZING; *Navicula viridula*, EHRENBERG. Couleur verdâtre; frustules très-étroits, lancéolés, tronqués aux deux bouts du côté aplati, aigus et très-atténués du côté opposé, à sommets hyalins ou opaques ; corpuscules engagés dans une gangue muqueuse.

Habit. Olette, source de la Grande-Cascade ; Bagnères-de-Luchon, source nouvelle tiède.

(Pl. I, fig. 9.)

NAVICULA, Bory Saint-Vincent. Frustules amincis aux deux extrémités, en forme de navette de tisserand, comprimés au moins d'un côté, siliceux.

Navicula Arcus, Ehrenberg. Lisse, carapace étroite, arquée, fléchie et ombiliquée dans sa partie médiane.

Habit. Olette, sources de l'Hortet et de la Grande-Cascade.

(Pl. II, fig. 12.)

Navicula Vichyensis, Haime et Petit. Frustules cymbiformes, à extrémités obtuses et à bords obscurément striés; oblongs linéaires et oblongs lancéolés ; endochrôme jaune brun ; longueur, $0^m,00002$ à $0^m,00003$.

Habit. Olette ; source Saint-Louis.

(Pl. I, fig. 12).

Navicula Filholi, Nobis. Frustules aplatis du côté ventral, comme bossu du côté dorsal, à bords lisses; endochrôme brun jaunâtre ; longueur $0^m,00001$ à $0^m,00002$.

Habit. Olette, sources de l'Hortet et de la Grande-Cascade.

(Pl. I, fig. 10).

EUNOTIA, Ehrenberg ; **EPITHEMA**, Brébisson. Frustules siliceux prismatiques, aplatis en dessous, ayant le dessus (dos) arqué, quelquefois dentelé ou crénelé.

(Le plus grand nombre pourraient bien n'être que des frustules isolés de FRAGILLARIA.)

Eunotia Diadema ? Eʜʀᴇɴʙᴇʀɢ. Frustules courts, semi-lu-
naires, offrant à la partie arquée cinq dents obtuses (au
lieu de six que présente l'espèce typique.)

Habit. Olette, source de la Grande-Cascade.

(Pl. II, fig. 4.)

Eunotia longicornis, Eʜʀᴇɴʙᴇʀɢ. Frustules à dos très-arqué,
à extrémités subaiguës.

Habit. Olette, source de la Grande-Cascade.

(Pl. I, fig. 16.)

Eunotia Zebra, Eʜʀᴇɴʙᴇʀɢ. Frustules rayés, semi-lancéo-
lés, oblongs, tronqués aux deux extrémités.

Habit. Olette, sources de l'Hortet et de la Grande-Cascade.

(Pl. II, fig. 13.)

ALGUES GLOIOCLADÉES.

NOSTOÇINÉES.

PROTOCOCCUS, Aɢᴀʀᴅʜ. Globules libres nus, non muqueux, réunis quelquefois sans ordre en un magma pulvé-
rulent, non muqueux.

Protococcus pluvialis, Kᴜᴛᴢɪɴɢ, var. *Kermesinus*. Corpuscules arrondis, à granulations externes brunes ou vert bleuâtre.

Habit. Bagnères-de-Luchon, source Sengez n° 2; Cauterets, la Raillière.

(Pl. I, fig. 14.)

ANABAINA, Bᴏʀʏ Sᴀɪɴᴛ-Vɪɴᴄᴇɴᴛ. Filaments simples,
muqueux, moniliformes, formés d'articles plus ou moins globuleux, dont quelques-uns, et, le plus souvent, les terminaux,
sont plus gros, oblongs, cylindriques, remplis de granules pro-
pagateurs; accroissement par duplication des articles; fila-

ments droits ou simplement flexueux, quelquefois libres par leur partie supérieure.

Anabaïna smaragdina, Nobis. Filaments moniliformes, à articles sphériques, excepté l'avant-dernier qui est cylindrique, et le dernier qui est plus renflé; endochrôme d'un très-beau vert.

Très-voisine par ses caractères de l'*Anabaïna licheniformis*, Bory, elle s'en distingue par la forme presque cylindrique de son avant-dernier article et par la couleur verte intense de son endochrôme.

Habit. Olette, source Saint-Louis.

(Pl. II, fig. 2.)

ALGUES ARTICULÉES.

BYSSOIDÉES.

HYGROCROCIS, Agardh. Filaments hyalins, arachnoïdes, rameux, moniliformes ou articulés, très-déliés, se développant dans une masse gélatineuse, informe, diaphane ou colorée, quelquefois membraneuse.

Hygrocrocis nivea Kutzing, Charles Robin ; *Oscillaria punctata*, Meneghini; *Leptomitus niveus*, Agardh, Montagne; *Sulfuraire*, Fontan. Blanche, flottant dans l'eau; à filaments très-ténus, simples, moniliformes; à corpuscules arrondis se touchant par un point de leur circonférence.

Habit. Sources sulfureuses dont la température ne dépasse pas + 50°.

(Pl. II, fig. 8.)

OSCILLATORIÉES.

OSCILLATORIA, Vaucher. Végétaux filiformes, verts, larges de cinq à trente millièmes de millimètres, longs de cinq

à trente millimètres; filament à tube diaphane presque muci-
lagineux, renfermant une série de petits disques empilés de
matière verte, pouvant se contracter et se dilater dans le
sens de l'axe.

Oscillatoria elegans, AGARDH. Filaments très-ténus, articulés,
acuminés, à endochrôme d'un vert foncé.

Habit. Amélie-les-Bains, source du Petit-Escaldadou;
source intermédiaire au Grand et au Petit-Escaldadou; Olette,
source Saint-Louis.

(Pl. II, fig. 6.)

CONFERVÉES.

FISCHERIA, SCHWABE. Filaments (verts) irréguliers, articulés, rameux, feutrés et contenus dans une gangue gélatineuse. Endochrôme vert, dont les grains à la maturité se
transforment en corps reproducteurs.

Fischeria thermalis, SCHWABE, *var.* filaments vert brun,
à articles juxtaposés bout à bout, endochrôme granuleux
formant le corps reproducteur à la maturité.

Habit. Bagnères-de-Luchon, source du Pré et source
nouvelle tiède.

(Pl. I, fig. 13.)

ULOTHRIX, KUTZING. Filaments simples, droits, atténués, assez roides, articulés, non enveloppés de gangue
muqueuse, privés de mouvements. Endochrôme nettement
globuleux.

Ulothrix Vichyensis, HAIME et PETIT (*de la matière organique des eaux minérales de Vichy*, 1855). Filaments vert sombre,
cylindriques, fragiles, formés d'articles presque carrés ou

un peu arrondis, distincts les uns des autres par une ligne subtranslucide.

Habit. Olette, source Saint-Louis.

(Pl. II, fig. 9.)

CONJUGUÉES.

MOUGEOTIA, Agardh, Filaments géniculés au point de l'accouplement ; globules reproducteurs se développant dans les tubes de conjonction ; endochrôme, le plus souvent vert, formant dans chaque article une masse allongée, non contournée en spirale, ni divisée en étoile.

Mougeotia Olettensis, Nobis. Tubes transversaux très-longs, toujours obliques ; endochrôme en une seule masse centrale très-allongée.

Cette espèce très-voisine du *Mougeotia scalaris*, Brébisson, s'en distingue en ce que ses filaments ne sont pas flexueux, et en ce que ses gemmes, contenues dans des tubes transversant, toujours obliques, sont plutôt allongées qu'arrondies.

Habit. Olette, source Saint-André.

(Pl. II, fig. 5.)

Les eaux minérales sulfureuses des Pyrénées apportent, des profondeurs de la terre, la matière organique qu'elles tiennent en dissolution. On ne pourrait faire sur sa formation que des hypothèses sans valeur, mais lorsque l'on voit plus tard cette matière se déposer et passer successivement par les états de *Glairine* et de *Sulfuraire*, n'est-il pas permis de supposer que déjà elle portait en elle le germe d'une organisation qui n'avait plus besoin que de trouver des conditions favorables pour se développer. Tant que la température de la source est très-élevée (au-dessus de 70°), la Glairine reste en dissolution ; elle se sépare à mesure que le refroidissement amène l'eau au-dessous de ce terme. Une fois que la matière dissoute s'est séparée et a apparu à l'état insoluble au milieu de l'eau, elle prend le nom de *Glairine*, et alors on peut pénétrer un peu plus avant dans sa constitution ; elle est azotée et justifie une fois de plus, par ce caractère, l'analogie qui l'a fait comparer aux glaires d'origine animale. Elle prend toujours naissance au milieu de l'eau sulfureuse ; mais faut-il voir dans ce fait une circonstance obligée ou bien n'y a-t-il qu'une simple coïncidence de formation ? Dans le premier cas, il semble qu'il devrait y avoir un rapport constant entre les proportions de la Glairine et du principe sulfureux, ce qui est tout à fait démenti par les faits.

L'aspect physique de la Glairine est très-susceptible de

varier. Il tient souvent aux circonstances physiques dans lesquelles elle s'est formée, aux corps étrangers qui s'y sont mélangés; on la voit diversement colorée par des sulfures ou des matières étrangères. Elle est muqueuse, filandreuse, membraneuse, compacte, stalactiforme, et dans bien des cas on a pu constater les circonstances qui ont déterminé ces modifications dans sa forme; c'est la surface lisse ou rugueuse des parois de la source, la couche d'eau plus ou moins profonde où elle s'est déposée. Le contact de l'air a sa part d'influence, et aussi le mélange accidentel des eaux chaudes et des eaux froides. La température de la source vient apporter aussi sa part dans ces modifications; la Glairine des eaux très-chaudes ayant plus de tendance à prendre la forme filamenteuse et à se colorer en rouge, tandis que le dépôt des sources peu chaudes se montre plus habituellement sous la forme d'une matière d'un blanc mat et de consistance pulpeuse. Mais ce ne sont là que des modifications dans le mode d'agglomération que l'on pourrait tout au plus admettre comme des variétés d'une substance au fond toujours identique; et c'est, en effet, la seule conclusion qu'il serait possible de tirer, si l'on ne se trouvait pas en présence des observations qui nous montrent la Glairine se modifiant peu à peu dans sa structure et après avoir été simple agrégat chaotique, suivant l'expression de Turpin, se remplir d'abord de granules et s'organiser bientôt après en filaments réticulés et anastomosés. Il serait bien difficile de déterminer précisément le moment où la matière devient *Glairine* et celui où elle va devenir *Sulfuraire*. Tout ce que l'on sait des circonstances de ce passage, c'est que la présence de l'eau y est nécessaire et que la température doit avoir baissé au-dessous de + 50°. Alors l'organisation fait un pas, la *Sulfuraire* se forme incontestablement; puis plus tard, on verra apparaître d'autres Algues inférieures caractérisées par leur couleur verte ; ce sera un premier monde, un monde végétal , une forêt aquatique qui se peuplera bientôt d'une myriade d'êtres plus avancés en organisation et qui forment le passage entre les plantes et les animaux.

A mesure que l'air a pu exercer son influence ; à mesure que le principe sulfuré se détruit , les Algues prennent naissance ; on voit ces végétaux se former dans toutes les eaux qui ont le contact de l'air et qui sont frappées en même temps par la lumière. Il n'y a pas de raison pour chercher une origine différente aux Algues qui prennent naissance dans les eaux sulfureuses ; mais de même que les Hydrophytes des eaux salées sont différentes des Hydrophytes d'eau douce, de même les eaux sulfureuses peuvent avoir leurs espèces particulières qui ne s'accommodent que des conditions que leur présentent les eaux chargées du principe sulfuré pur ou dégénéré. Là comme ailleurs encore, il est de ces êtres, d'une organisation vigoureuse, qui s'accommodent, pour ainsi dire , de toutes les conditions, et qu'on pourra trouver en dehors tout aussi bien que dans les eaux sulfureuses (par exemple les *Closterium Lunula* et *Baculum*) ; mais il en est un certain nombre qui exigent des conditions plus spéciales et pour lesquels les eaux sulfureuses seules seront d'un besoin indispensable. C'est ainsi que l'on peut citer parmi les espèces qui n'ont jamais été rencontrées que dans cette condition les *Surirella Pueli, Oscillatoria elegans, Hygrocrocis nivea, Fischeria thermalis*, etc.

Bien que nous ne soyons guère en mesure d'apprécier avec rigueur les conditions les plus favorables à la naissance et à l'accroissement des Algues des eaux sulfureuses, il en est cependant quelques-unes dont l'influence peut être signalée. Ainsi, de même que la *Sulfuraire* ne se montre jamais dans les sources dont la température est supérieure à + 60 degrés, de même l'influence de la température se montre dans la formation des productions rouges des sources sulfureuses des Pyrénées Orientales, car elles ne se trouvent jamais dans les sources dont la température soit moindre de + 45 à + 50 dégrés.

On ne peut nier non plus pour certains êtres l'influence de la composition de l'eau. C'est ainsi que la même *Monas* découverte par MM. Joly et Fontan dans la source sulfureuse, calcaire et froide de Saliès (Haute-Garonne) a été retrouvée par ces deux observateurs dans l'eau d'Enghien, près Paris, et par MM. Morren dans une source analogue de la Belgique. A Saliès (Béarn), il se fait dans le bassin où descend l'eau de graduation de grands amas de *Zygnema* sur lesquels viennent s'implanter des groupes de *Bacillaria*. M. Fontan a observé les mêmes *Bacillaria* sur les Conferves qui vivent dans les eaux salées de Saliès (Haute-Garonne), qui ont une composition analogue. Mais, comme je l'ai dit déjà, l'existence d'une composition identique est loin d'être toujours nécessaire. On en a un exemple bien frappant dans la production dans les eaux alcalines de Néris de la même *Anabaïna* que celle qui vient remplir si rapidement le bassin de la grande source sulfo-chlorurée de Dax, dans les Landes.

A une certaine composition de l'eau, quand elle est nécessaire, se joint toujours l'indispensable nécessité de l'air et de la lumière. Les végétations se font d'autant mieux que l'eau s'étale en une nappe qui présente plus de surface à ces deux agents. Certes, sous ce rapport, c'est une mauvaise condition que la présence des sulfures; mais aussi les Algues ne se forment jamais qu'à une certaine distance du griffon de la source, quand l'air a détruit déjà une partie du principe sulfureux.

La production des animaux microscopiques se fait dans des conditions tout à fait analogues. La plus remarquable des sources sous ce rapport, la source de la Cascade à Olette, les réunit, tandis qu'à Ax, les sources du Rossignol et des Canons, qui sont dans des conditions à peu près pareilles de température et de sulfuration, sont dépourvues d'habitants, parce qu'elles n'offrent d'accès facile ni à l'air, ni à la lumière, ayant été captées à leur griffon même.

Les animaux microscopiques vivent dans des sources dont la température s'est abaissée ; mais une forte chaleur, qui les a précédés, n'est pas un obstacle à leur développement. La source la plus chaude des Pyrénées, celle de la Cascade, à Olette, dont la température est de + 78 degrés au griffon, est la plus riche en animaux et Algues, une fois qu'elle s'est refroidie ; elle en nourrit jusqu'à douze espèces différentes (*Vide* p. 41).

Il y a certaines espèces qui n'ont encore été rencontrées que dans les eaux sulfureuses : telles sont *Monas Sulfuraria*, *Phanoglene Filholi*, *Oncholaïmus Sulfuraria*, *Anguillula Angladæ*, etc. Pour celles-là on doit admettre, jusqu'à présent, que le principe sulfureux est nécessaire à leur développement. Il faut remarquer cependant que les eaux riches en habitants sont en général pauvres en principes sulfurés ; mais la présence du soufre n'est pas une condition indispensable pour toutes les espèces, et il est bien curieux de voir les mêmes êtres organisés, tels que les *Navicula Vichyensis et Ulothrix Vichyensis* vivre également bien dans l'eau sulfureuse d'Olette et dans l'eau très-alcaline de Vichy. Pour ces deux êtres la présence de l'acide carbonique n'a pas eu de mauvaise influence, non plus qu'il n'a été nécessaire, puisque ce gaz manque dans l'eau d'Olette. Il est bon de remarquer encore que les eaux des Pyrénées sont toutes très-faiblement alcalines et il ne paraîtra pas moins singulier d'y voir se développer des espèces identiques à celles de l'eau de Vichy, qui est vingt fois au moins plus riche en carbonate de soude.

Un fait également très-curieux, mais encore trop isolé pour qu'il soit permis d'en tirer une conclusion générale, c'est la forte proportion de silice qui se dépose dans la Glairine et la Sulfuraire; où apparaissent les nombreux habitants de la source de la Cascade à Olette. Y a-t-il donc un rapport obligé entre les conditions de vie de ces petits êtres à carapace siliceuse et le dépôt de silice gélatineuse qui se fait à Olette, à la suite de l'oxydation du soufre par l'oxygène, de la destruction lente de la roche, de la formation subséquente du sulfate de chaux et de la séparation de silice hydratée et gélatineuse ? Rien de pareil ne se montre à Bagnères-de-Luchon dans la source de la Reine, où la silice abonde, mais où elle est employée à former du silicate de soude et non pas un dépôt siliceux.

La nature du sol a-t-elle quelque influence sur toutes ces productions ? Si l'on admet, comme il est très-naturel de le croire, que les roches siliceuses ont été attaquées pendant le trajet de l'eau thermale, le sol a sa part d'influence, éloignée, il est vrai, mais qui paraît se résumer aujourd'hui tout entière dans les éléments qui sont devenus principes constituants des eaux minérales.

Et maintenant il resterait à aborder deux ordres de questions dont la solution offrirait un grand intérêt, mais qui ne paraissent pas pouvoir recevoir une réponse satisfaisante dans l'état actuel de la science.

Toutes les espèces, tant végétales qu'animales, signalées dans les eaux sulfureuses sont-elles des espèces véritablement distinctes? Ne sépare-t-on pas par des appellations différentes des individus pris à des âges différents, ou bien le caractère d'un même être ne peut-il pas avoir été modifié par les circonstances dans lesquelles il a vécu, de manière à simuler une espèce distincte ? Ce que l'on sait à ce sujet sur les générations alternantes des Polypes et des Méduses, les transmutations de l'ergot de seigle, et sur celles des Entozoaires est bien de nature à faire naître des doutes sérieux. Mais dans l'impossibilité d'aborder un pareil sujet, j'ai dû me borner à décrire les individus tels qu'ils se sont présentés à mon observation, les caractères que je leur ai assignés dussent-ils un jour ne servir à les distinguer que comme des variétés d'un même être, ou comme l'état qui correspond à des âges différents.

Bien plus grande encore serait la difficulté s'il me fallait prononcer sur l'origine des Algues et des Animaux que nous voyons en quelque sorte se produire sous nos yeux. Leurs germes ont-ils été apportés par l'air dans les bassins des sources sulfureuses? Ont-ils été puisés dans les entrailles de la terre et ramenés à la surface sains et saufs, malgré la forte température à laquelle ils ont été exposés, ou bien une ovulation spontanée peut-elle prendre naissance dans le dépôt de la Glairine? A l'avenir seul il appartient de résoudre ce problème mystérieux.

Planche I.

1. *Anguillula Angladæ*, Nobis. Source du Petit-Escaldadou, Amélie-les-Bains (Pyrénées-Orientales).

2. *Phanoglene Filholi*, Nobis Source de la Cascade, Olette (Pyrénées-Orientales).

3. *Surirella Pueli*, Nobis. Source de l'Hortet, Olette (Pyrénées-Orientales).

4. *Surirella Pueli*, Nobis. Source de la Cascade, Olette (Pyrénées-Orientales).

5. *Closterium Baculum*, Brébisson. Source Saint-André, Olette (Pyrénées-Orientales).

6. *Closterium Lunula*, Nitzsch. Source Saint-André, Olette (Pyrénées-Orientales).

7. *Leucophra Mamilla*, Bory. Bassin de réception de la source des Espagnols, Cauterets (Hautes-Pyrénées).

8. *Cypris fusca*, L. Source de la Cascade, Olette (Pyrénées-Orientales).

9. *Frustulia viridula*, Kutzing. Source de la Cascade, Olette (Pyrénées-Orientales).

10. *Navicula Filholi*, Nobis. Source de la Cascade, Olette (Pyrénées-Orientales).

11. Cristaux de soufre de la source du grand établissement, Cauterets (Hautes-Pyrénées).

12. *Navicula Vichyensis*, Haime et Petit. Source Saint-Louis, Olette (Pyrénées-Orientales).

13. *Fischeria thermalis*, Schwabe. Source du Pré, Bagnères-de-Luchon (Haute-Garonne).

14. *Protococcus pluvialis*, var. *Kermesinus*, Kutzing. Source Sengez, n° 2, Bagnères-de-Luchon (Haute-Garonne).

15. *Monas rosea*, Morren. Source inférieure de Mœrens (Ariége).

16. *Eunotia longicornis*, Ehrenberg. Source de la Cascade, Olette (Pyrénées-Orientales).

Planche II.

1. *Oncholaïmus Sulfuraria*, Nobis. Source de la Cascade, Olette (Pyrénées-Orientales).

2. *Frustulia subulata*, Kutzing. Source de la Cascade, Olette (Pyrénées-Orientales).

3. *Surirella gibba*, Ehrenberg. Source de la Cascade, Olette (Pyrénées-Orientales).

4. *Eunotia Diadema?* Ehrenberg. Source de la Cascade, Olette (Pyrénées-Orientales).

5. *Mougeotia Olettensis*, Nobis. Source Saint-Louis, Olette (Pyrénées-Orientales).

6. *Oscillatoria elegans*, Agardh. Source du Petit-Escaldadou, Amélie-les-Bains (Pyrénées-Orientales).

7. *Desmidium?* Source Saint-Louis, Olette (Pyrénées-Orientales).

8. *Hygrocrocis nivea*, Kutzing. Fontaine Hontalade, Saint-Sauveur (Hautes-Pyrénées).

9. *Ulothrix Vichyensis*; Haime et Petit. Source Saint-Louis, Olette (Pyrénées Orientales).

10. *Desmidium?* Source de la Cascade, Olette (Pyrénées-Orientales).

11. *Anabaïna Smaragdina*, Nobis. Source Saint-Louis, Olette (Pyrénées-Orientales).

12. *Navicula Arcus*, Ehrenberg. Source de la Cascade, Olette (Pyrénées-Orientales).

13. *Eunotia Zebra*, Ehrenberg. Source de la Cascade, Olette (Pyrénées-Orientales).

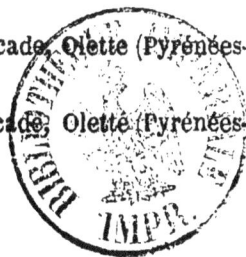

Paris. — Imprimé par E. Thunot et Cⁱᵉ, 26, rue Racine.

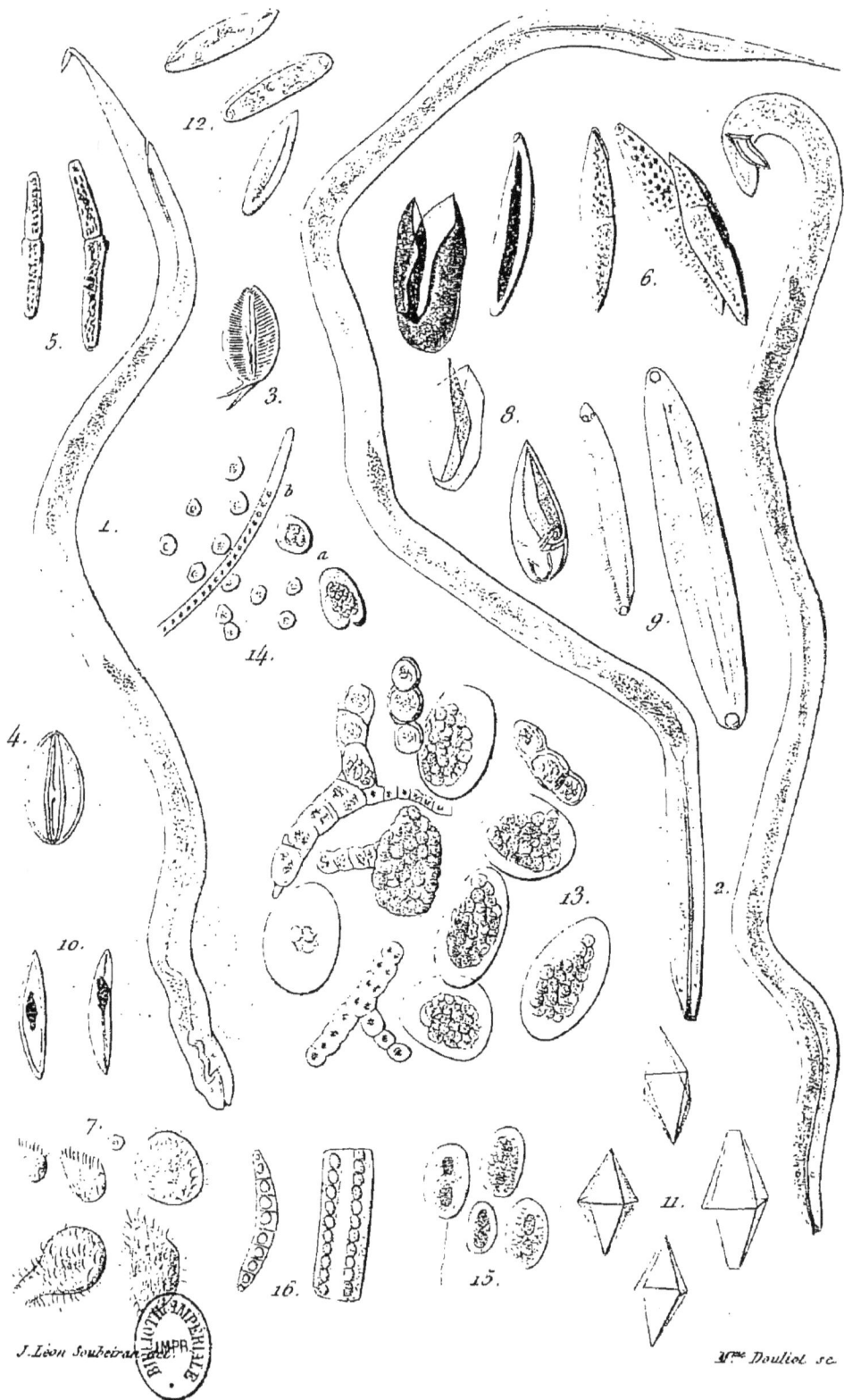

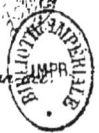

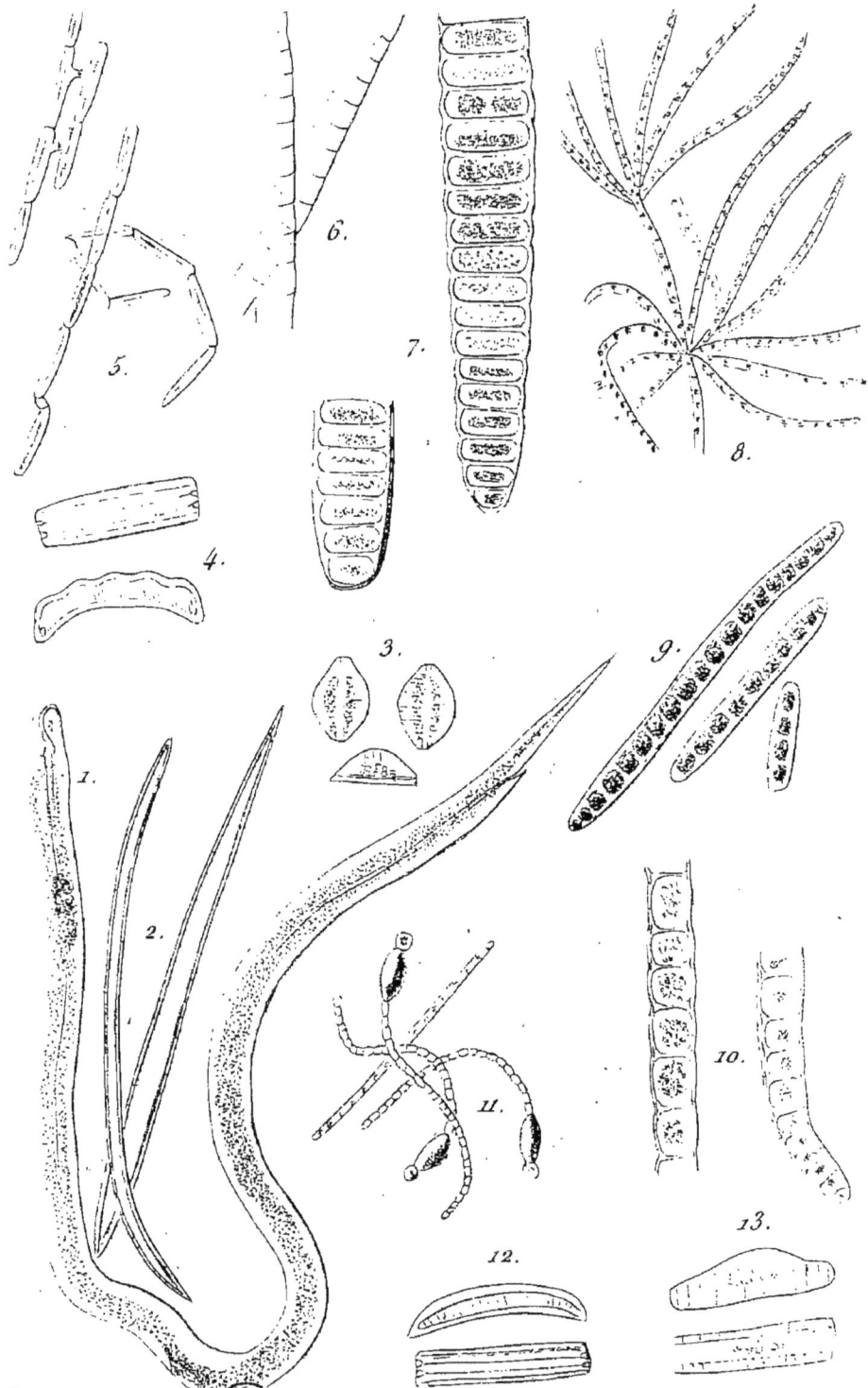

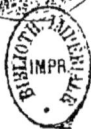